人民健康·名家科普丛书

生殖与健康

总主编　王　俊　王建六
主　编　王建六
副主编　田　莉

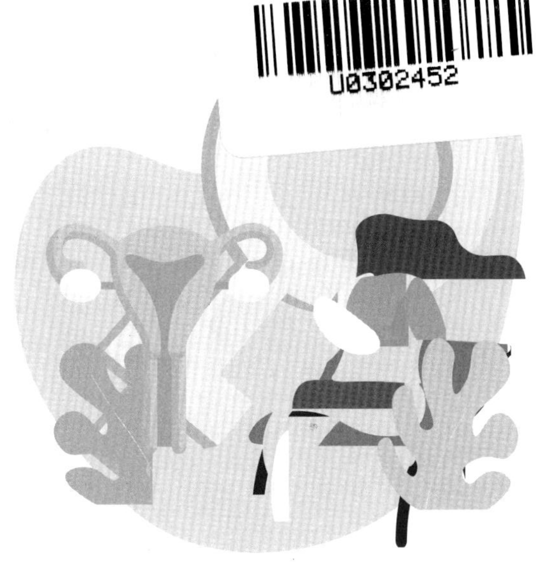

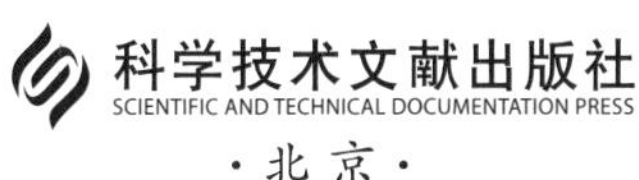

·北京·

图书在版编目（CIP）数据

生殖与健康 / 王建六主编. — 北京：科学技术文献出版社，2024.6
（人民健康·名家科普丛书/王俊，王建六总主编）
ISBN 978-7-5235-0795-7

Ⅰ. ①生…　Ⅱ. ①王…　Ⅲ. ①生殖医学 — 基本知识　Ⅳ. ① R339.2

中国国家版本馆 CIP 数据核字（2023）第 184832 号

生殖与健康

策划编辑：孔荣华 王黛君 责任编辑：王黛君 吕海茹 责任校对：张微 责任出版：张志平

出 版 者　科学技术文献出版社
地　　址　北京市复兴路15号　邮编　100038
编 务 部　（010）58882938，58882087（传真）
发 行 部　（010）58882905，58882868（传真）
邮 购 部　（010）58882873
官方网址　www.stdp.com.cn
发 行 者　科学技术文献出版社发行　全国各地新华书店经销
印 刷 者　北京地大彩印有限公司
版　　次　2024年6月第1版　2024年6月第1次印刷
开　　本　880 × 1230　1/32
字　　数　161千
印　　张　8.625
书　　号　ISBN 978-7-5235-0795-7
定　　价　49.80元

编 委 会

总主编 王　俊　王建六

主　编 王建六

副主编 田　莉

编　委（按姓氏笔画排序）

于晓明　王艳槟　方　芳　石　程

刘春兰　关　菁　吴　丹　沈　浣

陈　曦　陈先兵　范　源　郑兴邦

赵永平　侯艳茹　高福梅　梁　蓉

韩红敬

丛书序

“健康所系，性命相托”，铮铮誓言诠释着医者的责任与担当。北京大学人民医院，这座百年医学殿堂，秉承“仁恕博爱，聪明精微，廉洁醇良”的百年院训，赓续“人民医院为人民”的使命，敬佑生命，守护健康。

人民健康是社会文明进步的基础，是民族昌盛和国家富强的重要标志，也是广大人民群众的共同追求。党中央把保障人民健康放在优先发展的战略位置，注重传播健康文明生活方式，建立健全健康教育体系，提升全民健康素养。北京大学人民医院勇担“国家队”使命，以守护人民健康为己任，以患者需求为导向，充分发挥优质医疗资源的优势，实现了全员时时、处处健康宣教，以病友会、义诊、讲座多渠道送健康；进社区、进乡村、进企业、进学校、上高原，足迹遍布医联体单位、合作院区，发挥了“国家队”引领作用；打造健康科普全媒体传播平台，将高品质健康科普知识传递到千家万户，推进提升了国民健康素养。

在建院 105 周年之际，北京大学人民医院与科学技术文献出版社合作，25 个重点学科、200 余名资深专家通力打造医学科普丛书“人民健康·名家科普”。丛书以大数据筛查百姓常见健康问题为基准，结合北京大学人民医院优势学科及医疗特色，传递科学、精准、高水平医学科普知识，提高公众健康素养和健康文化水平。北京大学人民医院通过“互联网+健康科普”形式，构建“北大人民”健康科普资源库和健康科普专家库，为实现全方位、全周期保障人民健康奠定并夯实基础；为实现“两个一百年”奋斗目标、实现中华民族伟大复兴贡献“人民”力量！

王　俊　王建六

前言

女性健康是国家和社会关注的重要问题。女性是人口的基本组成部分，她们的健康状况直接关系到国家的人口质量和人力资源的充足性，女性健康与国家的可持续发展密切相关。通过加强女性健康保障，提高生殖健康服务水平，促进优生优育，可以有效降低孕产妇和儿童的死亡率，提高出生人口的素质，是国家可持续发展的坚实基础。

生育健康可爱的孩子对于家庭和生命的延续具有重要的意义。随着生活方式的改变，不孕症的发病有逐年增高的趋势，但是随着医学技术的发展，各种原因的女性不孕症与男性不育症都可以得到有效的治疗。生殖医学就是诊治不孕症与不育症的一门学科。辅助生殖技术是治疗不孕症的重要技术之一，是指通过体外对精子、卵子及胚胎进行操作，使女性得以妊娠的技术。该技术几乎可使所有原因的不孕症、不育症得到治疗，包括输卵管不通、不排卵、卵巢功能不全及男性精液异常等问题。它为不能自然受孕的夫妇带来了希望，帮助他们实现生育愿望。

生殖医学和辅助生殖技术的推广宣传，提高了人们对于生殖健康的认知和重视程度，也提供了更多关于生殖健康、生育问题和不孕不育治疗等方面的知识，帮助大家更好地保护自己的生殖健康。

本书的目的在于为读者提供一个有关生殖医学与辅助生殖技术的系统、全面、客观的科普知识，通过一系列常见的问题及回答，帮助读者深入了解生殖医学和辅助生殖技术背后的知识、原理和流程。

本书的创作得到了许多北京大学人民医院生殖医学领域专家和胚胎学家同仁的支持。他们熟悉患者的情况，提炼患者普遍存在的疑惑，总结实践经验，一一做出解答，无私贡献他们的知识和见解，终成此书。

无论您是对于生殖健康和辅助生殖技术感兴趣的读者，还是正需要辅助生殖技术帮助的患者，我们希望本书能够成为您了解生殖医学和辅助生殖技术的重要工具。通过阅读本书，您将能够较为全面地把握生殖医学和辅助生殖技术的常用术语、治疗原理、治疗流程与注意事项，就医时心中有数。

最后，我要感谢所有为本书付出努力的人们：作者、编辑、出版社及各位支持者。感谢你们的专业贡献和辛勤工作，使得这本书得以顺利完成。

让我们一同踏上这段知识之旅，深入探索生殖医学和辅助生殖技术的奥秘。希望本书能够为您提供有益的信息，并为您就医带来方便。

祝阅读愉快！

王建六

目 录

第一章

第二章

第三章

第六章

第八章

第十章

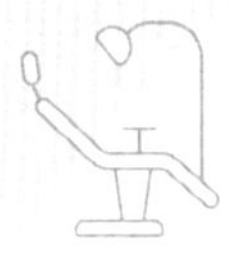

第一章

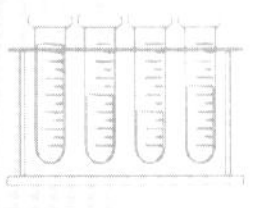

女性不孕症

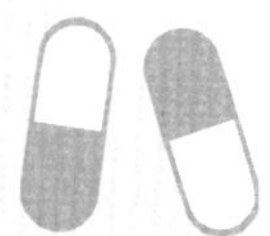

第一节 快速了解不孕症

Q: 婚后多久没怀孕是不孕症?

“新婚燕尔，憧憬着未来美好生活，但是 1 年过去了，为何身边的小伙伴都怀孕了，而我还没有动静，家里老人也开始着急了，我是不是有问题了？”这时确实要提高警惕，可能真的是某些地方出了问题。因为不孕症的诊断就是规律同房 1 年未孕。但大家还是要充分考虑自己的年龄，如果结婚晚，结婚时女方已经超过 35 岁了，规律同房半年未孕，建议到正规医院生殖相关专业就诊咨询。

Q: 原发性不孕、继发性不孕是什么意思?

不孕症可分为两种情形：原发性不孕和继发性不孕。

如果从来没有怀过孕，规律同房 1 年未避孕未孕，就考虑是原发性不孕。

有的人说“医生，我以前怀过孕，甚至生过孩子，是不是就不会得不孕症了？”答案是“当然不是。”即使之前怀过孕，生过孩子，也会得不孕症，这就是我们说的继发性不孕。

Q: 为什么会得不孕症?

最新统计数据显示，目前中国女性不孕发病率可以达到10% ～ 15%，也就意味着大约每 10 个拟要求生育的女性就有 1 人患有不孕症。这组数据还是非常触目惊心的。引起不孕症的原因有很多，简单概括就是两方面：女方因素和男方因素。男方因素很重要！大多数到生殖门诊就诊看不孕症的都是女方，其实男方因素的不孕也是有很大概率的。因此，建议到生殖门诊就诊时，夫妻双方一起来，这样可以快速评估及寻找不孕症的原因。

Q: 不孕症是否能够预防?

不孕症其实还是有方法预防的。

对于年轻女孩，有性生活后，如果没有生育要求，一定要严格避孕。建议首先工具避孕，也就是避孕套，一方面可以减少意外怀孕的发生，另一方面可以减少生殖道感染的可能。

同时，一定要尽量减少不必要的人流手术及女性生殖道相关手术。积极使用正确的避孕方法，减少不必要的手术，可以大大降低不孕症的发生率。

Q: 怎么尽早发现不孕症?

可以在婚检或备孕时进行生育咨询和孕前检查。如果自己有高危因素，如既往做过人流手术或盆腹腔手术、小时候得过结核病、生殖道畸形、患有多囊卵巢综合征等，都需要进行备孕前的生育咨询和孕前检查。

Q: 不孕症能治好吗?

在患者有生育要求时，才需要关注不孕症，确诊后进行相应的不孕症治疗，必要时接受辅助生殖治疗。

Q: 不孕症会遗传吗?

不孕症是先天因素和后天因素的综合作用。有些不孕症还是可能会遗传给下一代的。因此，一旦发现自己可能患有不孕症，一定要及时到医院进行检查治疗。

Q: 得了不孕症会影响寿命吗?

得了不孕症不会影响寿命，对于正常的生活不会有影响。进行的各种不孕症治疗也不会对我们的寿命造成影响。

Q: 得了不孕症有什么忌口吗?

原则上得了不孕症对饮食没有严格的限制，但对于含有大量激素类的食品或保健品还是应该尽量减少食用。

Q: 积极的态度对治疗不孕症有帮助吗?

不孕症给患者，尤其是女性患者带来了巨大的精神压力，听身边有人说“我结婚 1 个月就怀孕了”，但自己 3 个月还没动静，这时一定要调整好心态，积极轻松地面对备孕、试孕。按照前面说的，受孕成功需要一定的时间，即使发现自己得了不孕症，也不要慌张，及时到生殖中心就诊，接受必要的检查和治疗，大部分人也能顺利完成妊娠需求。

Q: 如何安抚不孕症患者？

发生不孕症，夫妻双方要共同来就诊，相互鼓励、相互支持，才能顺利度过漫长的求子之路，大多数患者都能有满意的结局，所以请相信彼此。

Q: 不孕症患者如何选择医院和医生？

得了不孕症，建议患者到正规的、有资质的生殖中心就诊，以保障生命健康和经济利益。然后根据病情选择合适的专家即可。

Q: 治疗不孕症大概需要花费多少钱？

试管婴儿治疗包括前期的检查费、试管周期中的费用，以及取卵手术、胚胎移植、胚胎冷冻等费用，根据每个患者不同的情况，每个周期大约几万元不等。

Q: 不孕症有什么症状？

不孕症没有特别典型的症状，但如果月经不规律，几个月也不来月经或每次月经量极少，或者痛经严重的女性，还是应该进行积极的生育咨询和孕前检查。

第二节 不孕症的诊断与治疗

Q: 不孕症需要做哪些检查?

不孕症的基础检查包括以下几方面：女性性激素水平和卵巢储备功能、卵泡的生长发育情况、输卵管的通畅度，以及男方精液质量。

Q: 能否在家自检发现不孕症?

我们应该重点关注试孕的时限，超过 1 年未孕，就要积极来医院就诊。

月经不规律的患者，可能排卵情况也不好，那就可以自行通过监测体温变化或者自行购买排卵试纸，关注自己的卵泡发育情况，指导同房。

Q: 为什么要做性激素检查?

女性性激素检查可快速评估影响妊娠的基础状态，对于指导不孕症的治疗意义重大，是必不可少的检查项目。

Q: 性激素六项的检查流程和方法有哪些？多久出结果？

性激素六项检查不是随时都可以做的，最好在月经来潮的第2～4天，早上空腹就诊，开单子抽血即可，一般3～5个工作日出结果。

Q: 输卵管造影的注意事项有哪些？

输卵管造影需要提前预约，提前进行传染病检查，然后于月经期预约输卵管造影时间，一般在月经干净3～7天进行输卵管造影。检查当月需严格避孕。

Q: 得了不孕症怎么治疗？

得了不孕症，通过不孕症检查寻找不孕原因，进行相应的治疗。可以选择手术治疗，例如宫腔镜、腹腔镜手术，辅助生殖治疗，包括促排卵治疗、人工授精及试管婴儿等。

Q: 什么是促排卵治疗？

当发现自己的月经不规律，时来不来时，一定要警惕可能出现了排卵障碍，这就是不孕症的病因之一。可以选择到生殖中心进行促排卵治疗。通过药物促进卵泡生长，成熟后可以考虑同房，增加怀孕的概率。

Q: 什么是试管婴儿？

大家说的“试管婴儿”并不是真的婴儿在试管中生长出来。而是把卵子和精子取出来，在培养液中受精，然后形成胚胎，再移植到子宫内继续生长，是临床上辅助生殖技术之一。

Q: 什么是人工授精?

人工授精也是辅助生殖技术的一种，顾名思义，就是把男方的精液经过体外处理，打到女性宫腔里，提高受孕机会。但前提是女方输卵管要通畅。因此做人工授精之前，要充分评估输卵管通畅度，可以通过前面介绍的输卵管造影方法来检测。

Q: 做试管婴儿，患者痛苦吗?

患者对于神秘的“试管婴儿”，总有些恐惧，担心试管过程会很痛苦。其实，试管婴儿的过程并不会痛苦，只需要按照医生的流程一步步进行，就能顺利完成。

Q: 做了试管婴儿后多久能活动?

做了试管婴儿后原则上不需要绝对卧床，适当的活动还是有必要的。但既往有过不良孕产史的患者还是要遵照医生的医嘱进行保胎治疗。

Q: 服用促排卵药物期间或做完胚胎移植手术后有什么注意事项?

在促排卵周期中一定要严格按照医嘱执行，如何时打针、何时复诊、何时手术、何时进行胚胎移植、何时随访，务必按时就诊。

Q: 患者如何抉择人工授精还是试管婴儿?

患者需要根据自己的情况，经过一步步的检查，再抉择适合人工授精还是试管婴儿，随后我们也有相应的章节进行介绍。

第二节 试管婴儿常见并发症的治疗

Q: 试管婴儿的并发症有哪些?

试管婴儿需要应用各种促排卵药物，在这个过程中，由于多卵泡发育，雌激素水平上升，造成血管通透性增加，组织液渗出增多，从而引发腹腔积液、胸腔积液，出现胸闷、憋气、腹胀、腹痛等症状，这就是比较常见的试管婴儿并发症之一——卵巢过度刺激综合征。

卵巢过度刺激综合征是促排卵治疗引起的严重并发症，以卵巢增大、血管通透性增加、第三体腔积液及相关的病理生理过程为主要特征，严重时可危及患者生命。分为轻度、中度、重度和极重度。根据不同的严重程度，有不同的治疗方案。其他的并发症还包括药物变态过应、取卵手术相关并发症等。

Q: 卵巢过度刺激综合征发生的概率是多少?

卵巢过度刺激综合征（OHSS）发生率为 0.6% ～ 14%，死亡率为 1/500 000 ～ 1/45 000，是一组严重的潜在生命危险的不孕症治疗并发症。

卵巢过度刺激综合征一般什么时候出现？

根据卵巢过度刺激综合征（OHSS）发生的早晚分为早发型和晚发型。早发型为人绒毛膜促性腺激素（hCG）注射扳机后3～10天发生的卵巢过度刺激综合征。早发型卵巢过度刺激综合征与外源性hCG致卵巢对促排卵药物反应过度有关；晚发型为在hCG注射扳机后10～17天发生的卵巢过度刺激综合征，晚发型卵巢过度刺激综合征与内源性hCG密切相关，易发于妊娠尤其是多胎妊娠者。

卵巢过度刺激综合征通常如何处理？

卵巢过度刺激综合征是一种自限性疾病，以保守治疗为主。通过纠正血容量，防止并发症的发生。根据严重程度不同，采取不同方案。如患者来月经，症状可缓解。若妊娠，卵巢过度刺激综合征症状可持续6周多，随着胎盘的形成，症状也会逐渐缓解，通常不需终止妊娠。若妊娠后出现流产，卵巢过度刺激综合征症状缓解，但蛋白质丢失需较长时间才能恢复。

卵巢过度刺激综合征怎么预防？治疗药物及注意事项有哪些？

卵巢过度刺激综合的高危因素包括年龄＜35岁、低体重、多囊卵巢综合征、有卵巢过度刺激综合征病史、大量及重复应用hCG（促排卵和黄体支持）、高雌激素水平（＞4000 pg/L）、获卵数＞15～20个等。其中雌激素＞6000 pg/L（28.0 nmol/L），获卵数＞30个的患者，80%发展为重度卵巢过度刺激综合征。

对存在高危因素的患者应当减少促性腺激素的使用剂量，严密监测卵泡发育情况、卵巢大小及血雌激素水平，重视患者的主诉和体征，及时调整促性腺激素用量。必要时取消周期，扳机时，减少 hCG 用量或选择促性腺激素释放激素激动剂（GnRHa）扳机，取卵后可应用一些预防性药物减少卵巢过度刺激综合征发生，非必需不进行鲜胚移植，选择全胚冷冻，若进行鲜胚移植，手术后不采用 hCG 进行黄体支持。

Q: 卵巢过度刺激综合征的处理措施是什么?

轻度卵巢过度刺激综合征以保守治疗为主。可以自行居家观察。饮水量限制在 1 L 以内 / 天，市面出售的补充电解质的液体优于饮料；避免重体力劳动或锻炼，以防卵巢增大时卵巢扭转概率增加。轻度活动应该坚持；不鼓励严格卧床，因其能增加血栓的风险。4 ～ 6 天复诊，告知有关病情加重的症状（尿量减少、消化道症状加重）。

中重度卵巢过度刺激综合征需要住院治疗，严密监护，完善检查。能进食者予高蛋白饮食，补充多种维生素，摄入足够的液体、能量，注意保持水、电解质的平衡。需行黄体支持的患者禁用 hCG，应采用其他的黄体支持方法如肌内注射黄体酮或阴道塞黄体酮栓。同时患者住院期间需要进行液体治疗、抗凝治疗。

重度卵巢过度刺激综合征患者血液处于高凝状态，应鼓励患者适当活动，按摩双下肢，必要时应用肝素 5 kU，皮下注射，预防卵巢过度刺激综合征致命的严重并发症——血栓形成。妊娠可加重卵巢过度刺激综合征症状，延长病程，当极严重的卵巢过度刺激综合征患者合并妊娠，经上述积极处理仍不能缓解症状和恢复重要器官功能（如急性呼吸窘迫综合征、肾衰竭或多脏器衰竭等）时，必须及时终止妊娠。

Q: 取卵后发生卵巢过度刺激而出现严重的胸闷、腹胀等症状，该怎么办呢?

确定发生卵巢过度刺激，存在大量的胸腔积液、腹腔积液时，可以穿刺引流胸腔积液、腹腔积液或心包腔积液。

卵巢过度刺激综合征患者经上述系统治疗后仍可能有大量胸、腹腔积液，引起严重不适或疼痛。特别是发生张力性腹腔积液，压迫肾脏使肾静脉回流受阻，使得肾功能受损，以及膈肌升高使肺功能受损 。张力性腹腔积液与同时发生的胸腔积液一同导致心输出量降低，影响心功能。经腹部或阴道 B 超引导下穿刺引流胸腹腔积液，既可以迅速缓解症状，又可保护呼吸、循环及肾功能。

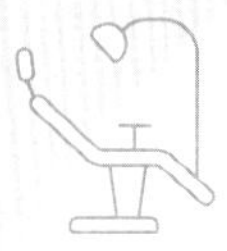

第二章

排卵障碍

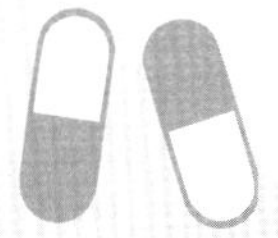

Q: 排卵障碍与输卵管不通有关系吗?

排卵是指卵母细胞也就是卵子从卵巢中释放出来。排卵的过程是不需要输卵管参与的。因此，排卵障碍与输卵管不通没有任何关系，即便是双侧输卵管切除或结扎后的女性，也都是可以正常排卵的。

Q: 什么原因会导致排卵障碍?

最容易导致排卵障碍的原因是激素水平的异常。常见的疾病为多囊卵巢综合征。除此之外还有各种原因导致的下丘脑－垂体－卵巢轴异常所引起的下丘脑－垂体性闭经；精神紧张、体重骤降、运动量过大等，也会引起排卵障碍；另外，卵巢储备功能低下也可能导致排卵障碍。

Q: 排卵障碍会遗传吗?

不同病因导致的排卵障碍在遗传方面也各有不同。一些因为精神紧张等心理因素或者体重骤降、运动量过大等后天因素引起的排卵障碍不具有遗传倾向。但导致排卵障碍常见的多囊卵巢综合征是具有遗传倾向的疾病。因此，该种排卵障碍会有遗传的可能。

Q: 肥胖与排卵障碍有关系吗?

肥胖与排卵障碍有可能关系。肥胖患者体内脂肪含量过多，会导致雌激素含量过多，进而影响正常的激素分泌。另外，很多肥胖的患者合并有胰岛素抵抗，体内过高的胰岛素水平会影响雄激素的代谢导致雄激素升高，也会引起排卵障碍。

Q: 排卵障碍有什么症状？

排卵障碍最常见的症状为月经稀发。

一般情况下月经周期超过 35 天就可定义为月经稀发。因为排卵障碍，卵巢内没有卵子排出，也就没有黄体生成，患者体内缺少孕激素，子宫内膜不能够形成周期性的变化，因此不会有月经来潮。但长时间的无排卵可能导致异常子宫出血，表现为阴道出血淋漓不尽。除此之外，排卵障碍还可能导致不孕症。

Q: 排卵障碍都需要进行什么检查？

想要诊断排卵障碍需要先在月经见血的第 2 ～ 4 天查性激素六项，之后在下次月经的前一周查雌、孕激素，了解是否有排卵。除此之外可以查宫颈分泌物涂片，根据有无羊齿状结晶判断是否有排卵。还可以监测基础体温，了解体温是单相或者双相。最后，最直观的检查是从月经见血的 9 ～ 11 天开始通过超声监测排卵，了解是否有排卵障碍。

Q: 排卵障碍患者怎么促排卵？

排卵障碍的治疗原则是在调整好激素水平的前提下进行促排卵治疗。

建议排卵障碍患者调整生活习惯，增强运动 3 ～ 6 个月，观察月经是否恢复正常。如果未能恢复，可以使用枸橼酸氯米芬或者来曲唑进行促排卵，在促排卵的过程中建议使用超声监测卵巢生长发育的情况。如果没有优势卵泡的生长，可以辅助以尿促性素肌内注射进行促排卵。

Q: 排卵障碍能治好吗?

排卵障碍患者因为无排卵，表现为月经稀发。在治疗上，有生育需求的女性通常采取促排卵治疗，以达到生育目的。无生育需求的女性患者，可以使用孕激素保护子宫内膜，使子宫内膜不会产生异常增生甚至子宫内膜癌。因此，排卵障碍的治疗主要是以改善症状为主。

Q: 中医可以治好排卵障碍吗?

排卵障碍患者也可以采用中医的方法治疗。有一些中医药也是含有促排卵成分的。因此可以去正规的中医院进行治疗。

Q: 排卵障碍对身体有什么影响?

排卵障碍因为无排卵，子宫内膜长期处在单一雌激素的作用下，容易引起子宫内膜异常增生，严重者可能发展为子宫内膜癌。

Q: 不到医院检查，自己能发现排卵障碍吗?

因为排卵障碍主要的临床表现为月经稀发。因此，如果月经长时间不来或者有阴道不规则的出血，首先要考虑是否有排卵障碍。在怀疑自己有排卵障碍的时候可以自行在家进行基础体温的监测。清晨起床未活动之前用可以精确到 2 位数的标准体温表测口温 5 分钟，将测到的温度记录在体温监测表上，根据体温是否有双相变化确定是否有排卵。

Q: 排卵障碍的常规诊疗流程是怎样的？

排卵障碍的常规诊疗流程如图 2-1 所示。

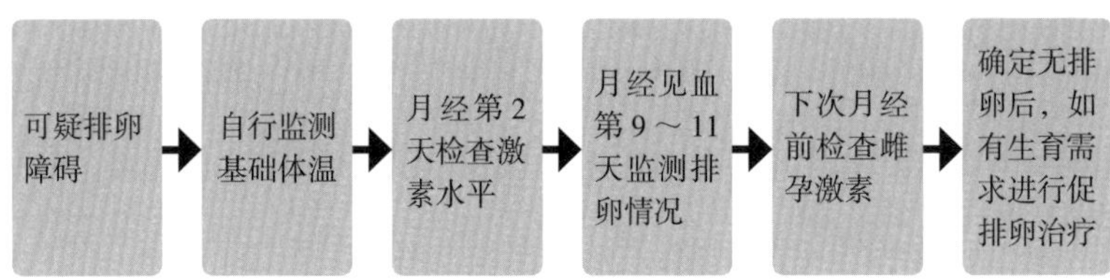

图 2-1　排卵障碍的常规诊疗流程

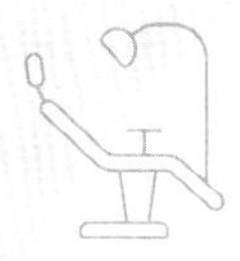

第三章

多囊卵巢综合征（PCOS）

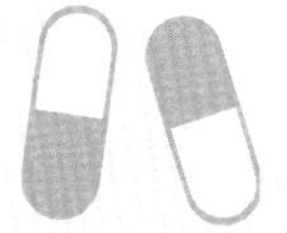

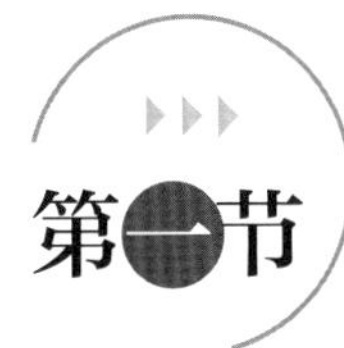

第一节 快速了解 PCOS

什么是 PCOS?

PCOS 是生育年龄妇女常见的一种复杂的内分泌及代谢异常所致的疾病，可导致月经不规律、痤疮、面部毛发过多及头发脱落，也可导致怀孕困难。大多数 PCOS 患者超重或肥胖。

为什么会患 PCOS?

PCOS 的确切病因至今尚不清楚，现有研究表明，PCOS 发病与遗传因素及出生前的宫内环境、出生后的饮食结构、生活方式等密切相关。

患 PCOS 的人多吗?

PCOS 是女性最常见的内分泌疾病之一，在育龄期女性中的发生率为 5%~10%。

有 PCOS 家族史的女性患 PCOS 的概率会增加吗?

研究表明 PCOS 女性患者的女儿患该病的概率是普通女性的 5 倍，且这一疾病与产前的雄激素暴露相关。

Q: 哪类人容易患 PCOS?

合并有以下情况的女性容易患 PCOS：肥胖、胰岛素抵抗、糖尿病、稀发排卵性不孕、肾上腺功能早现、母亲和（或）姐妹和（或）女儿患有 PCOS、墨西哥裔或澳洲土著民、服用抗癫痫药物。

Q: PCOS 的症状有哪些?

PCOS 的症状包括：①月经稀发：一年的月经少于 8 次；②多毛：上唇、下巴、鬓角、胸部和腹部长出浓黑毛发；③痤疮：油性皮肤和面部丘疹；④头发脱落；⑤不孕：无医疗帮助的情况下难以怀孕；⑥部分女性超重或肥胖。

Q: 什么叫月经稀发?

月经周期超过 35 日称为月经稀发。

Q: 如何判断多毛?

多毛的表现：上唇、下巴、鬓角、胸部和腹部长出浓黑毛发。这是高雄激素血症最常见的表现。

Q: 如何判断痤疮?

痤疮表现为反复发作的大面积粉刺、丘疹、脓包、结节等，常见于面部、背部。

Q: 黑棘皮病的表现是什么？

黑棘皮病的表现：颈背部、腋下、乳房下、腹股沟、阴唇等皮肤皱褶处出现灰褐色色素沉着，对称分布，皮肤增厚，质地柔软。

Q: 肥胖的诊断标准是什么？怎么分级的？

50% 以上的 PCOS 患者出现超重 / 肥胖，以腹型肥胖为主，即女性腰臀比增加（腰围 / 臀围大于 0.8）。最常用的是通过 BMI 进行分度，BMI 即体质指数，是通过体重（kg）除以身高（m）的平方来计算的，分类如下。

低体重：BMI $< 18.5\ kg/m^2$。

正常体重：BMI 为 $18.5 \sim 24.9\ kg/m^2$。

超重：BMI 为 $25.0 \sim 29.9\ kg/m^2$。

肥胖：BMI $\geqslant 30\ kg/m^2$。

肥胖的分级如下。

Ⅰ级肥胖：BMI 为 $30.0 \sim 34.9\ kg/m^2$。

Ⅱ级肥胖：BMI 为 $35.0 \sim 39.9\ kg/m^2$。

Ⅲ级肥胖：BMI $\geqslant 40\ kg/m^2$（也称为重度肥胖或极度肥胖）。

Q: 青春期有月经紊乱和痤疮，一定是 PCOS 吗？

对于青春期 PCOS 的诊断必须同时符合以下 3 个条件。

（1）初潮后月经稀发持续至少 2 年或闭经。

（2）高雄激素临床表现或高雄激素血症。

（3）超声下卵巢 PCOS 表现。

同时应排除其他疾病。

Q: PCOS 有哪些远期并发症?

PCOS 的远期并发症主要有糖耐量异常或糖尿病、冠心病和高血压等心血管疾病、子宫内膜癌。

Q: PCOS 能彻底治愈吗?

目前 PCOS 的治疗能够改善月经紊乱、糖脂代谢异常情况，缓解多毛、痤疮等问题，帮助怀孕。但遗憾的是目前尚不能彻底治愈。

Q: PCOS 会遗传吗?

PCOS 会遗传。它是一种复杂的遗传性状，类似于心血管疾病、2 型糖尿病和代谢综合征，这些疾病中，多个基因变异和环境因素相互作用才会导致发病和症状。有报道和双胞胎研究证实，PCOS 患者的女性一级亲属 PCOS 发病率升高，确定了 PCOS 的遗传基础。

Q: 患有 PCOS 更容易得癌症吗?

PCOS 患者长期无排卵或稀发排卵，因受雌激素的持续作用，而缺乏孕激素的拮抗和保护作用，子宫内膜会持续增生，导致子宫内膜增生症和子宫内膜癌的发生风险增高。

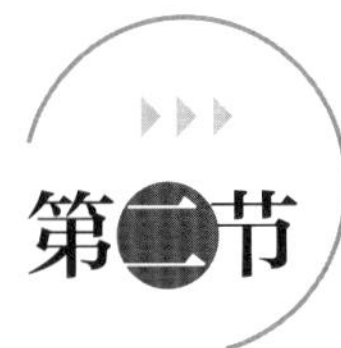

第二节　PCOS 的治疗

Q: PCOS 是怎么诊断的?

PCOS 目前使用鹿特丹标准来诊断。符合 3 条标准（稀发排卵或无排卵、雄激素过多症、超声检查见多囊卵巢）中的 2 条及以上，同时排除其他类似 PCOS 的疾病（如引起稀发排卵、无排卵和 / 或雄激素过多症的疾病，包括甲状腺疾病、非经典型先天性肾上腺皮质增生症、高催乳素血症、雄激素分泌型肿瘤等）可确诊。

Q: 确诊 PCOS 需要做什么检查?

检查是相对个体化的，主要包括：① 血液检查，检测性激素、血糖和胆固醇水平等；② 盆腔超声检查。

Q: 卵巢多囊状是什么？有多囊卵巢一定是 PCOS 吗?

超声发现一侧或双侧卵巢内直径 2 ～ 9 mm 的卵泡数≥ 12 个和（或）卵巢体积≥ 10 mL 即为卵巢多囊状。卵巢多囊状患者如果月经周期规律，就不会诊断为 PCOS。

Q: 怎么知道自己有无排卵?

判断自己是否有排卵有以下几种方法。

（1）测基础体温：每天早晨醒来尚未开始活动前测体温，并画一个体温曲线。如果在月经的后半期出现体温升高0.3～0.5 ℃，并且高温相能持续12～14天，表明正常排卵。

（2）试纸排卵监测：用尿黄体生成素（LH）试纸在月经干净后隔日开始测。试纸出现阳性时，一般即将排卵。

（3）超声排卵监测：进行超声检查，看是否有排卵。

（4）孕激素检测：月经后半周期测性激素，血清孕激素升高提示有排卵。

Q: PCOS 怎么治疗?

PCOS 主要的治疗原则如下。

（1）生活方式干预：控制饮食、适当运动、行为干预。

（2）调整月经周期：周期性应用孕激素、短效复方口服避孕药、雌孕激素周期序贯治疗。

（3）高雄激素治疗：应用短效口服避孕药、螺内酯。

（4）代谢调整：调整生活方式，应用胰岛素增敏剂（二甲双胍）、降糖药（阿卡波糖、吡格列酮等）。

（5）促进生育：一线促排卵药物氯米芬、来曲唑，二线助孕治疗包括促性腺激素治疗或腹腔镜下卵巢打孔术。

以上方案失败者可做“试管婴儿”。

Q: PCOS 患者如何控制饮食?

控制饮食的方法主要有坚持低热量饮食、调整主要的营养成分、替代饮食等。饥饿疗法和超低卡饮食疗法不作为常规减重法。

监测热量的摄入和选择健康食物：坚持限制热量摄入，选用低糖、高纤维饮食，以不饱和脂肪酸代替饱和脂肪酸。最早一项关于低卡饮食的观察性研究发现，20 例肥胖患者给予低卡饮食 8 个月，明显降低了胰岛素及雄激素水平，随后的多项研究也进一步证实了此结果。有证据指出，肥胖患者给予低糖饮食有助于改善高胰岛素血症。欧洲人类生殖与胚胎学学会 / 美国生殖医学会共识建议肥胖型 PCOS 患者首选低糖饮食。

改变不良的饮食习惯、减少精神应激、戒烟、少酒、少咖啡。

医生、社会、家庭应给予 PCOS 患者鼓励和支持，使其能够长期坚持避免体重反弹。

Q: PCOS 患者如何通过运动减重?

适量规律的耗能体格锻炼（30 min/d，每周至少 5 次）及减少久坐的行为是减重最有效的方法。首选有氧运动来控制体重。有研究认为，每周 3 ～ 4 次持续 30 分钟以上的有氧运动可以有效抑制代谢异常的进展。

Q: 患有 PCOS，但无肥胖，为什么医生还是要患者多运动?

PCOS 患者多合并胰岛素抵抗，运动可以增加药物的疗效，是提高骨骼肌对胰岛素敏感性的有效方法之一，也是最经济的治疗方式。此外，通过运动减少腹部脂肪可改善生育能力。因此，对于不合并肥胖的患者，运动同样有助于疾病的综合治疗。

Q: PCOS 患者如何科学减重?

调整生活方式（饮食控制和适当运动）是肥胖型 PCOS 患者最主要的减重方法。此外，一项应用大剂量二甲双胍（大于 1500 mg/d）或服用时间大于 8 周治疗肥胖的临床研究表明，二甲双胍组与安慰剂组相比能明显减轻体重。

除上述方式外，对于符合特定适应证的患者可考虑采用减重手术。

Q: 减重手术如何做? 肥胖到什么程度需要做减重手术?

减重手术是指通过外科手术达到减少膳食摄入、减轻体重、改善肥胖相关并发症的医学治疗方法。目前国际上主要的减重手术包括胃束带、袖状胃切除术、胃旁路术，主要应用于重度肥胖患者。

Q: 得了 PCOS 还能自然受孕吗?

PCOS 患者难以自然受孕主要是排卵障碍所致，可以通过诱导排卵等方式辅助受孕。

Q: 为什么医生给 PCOS 患者开避孕药?

短效复方口服避孕药（combined oral contraceptive，COC）不仅可调整月经周期、预防子宫内膜增生，还可使高雄激素症状减轻，可作为育龄期无生育要求的 PCOS 患者的首选药物（如无生育要求，育龄期推荐持续使用）；青春期患者可以酌情应用。

Q: 药物治疗痤疮、多毛效果如何？多久能看到效果？

治疗痤疮，一般用药 3 ～ 6 个月可见效；如治疗体毛过多，服药至少需要 6 个月才显效。这是由于体毛的生长有固有周期，停药后可能复发。有中重度痤疮或体毛过多，需要治疗的患者也可到皮肤科就诊，配合相关的药物局部治疗或物理治疗。

Q: 为什么医生让 PCOS 患者吃二甲双胍，这不是治糖尿病的药吗？

该药适用于 PCOS 伴胰岛素抵抗的患者。PCOS 患者常有胰岛素抵抗，部分也伴有超重甚至肥胖。二甲双胍是胰岛素增敏剂，可改善葡萄糖水平、降低血压并减少低密度脂蛋白，有助于控制体重和增加胰岛素敏感性。此外，该药还可延迟或阻止糖尿病前期向 2 型糖尿病转变。

Q: 怎样治疗 PCOS 不孕症？

促进 PCOS 患者生育的方式包括：①孕前咨询；②诱导排卵；③腹腔镜卵巢打孔术；④体外受精－胚胎移植。

Q: 卵巢打孔手术是什么？治疗效果好吗？

腹腔镜卵巢打孔术（LOD），不是常规推荐的治疗方法。通常以体质指数（BMI）≤ 34 kg/m^2、黄体生成素（LH）>

10 U/L、游离睾酮水平高的患者作为 LOD 的治疗对象，可以增加妊娠机会，降低流产风险。LOD 可能出现的问题包括治疗无效、盆腔粘连及卵巢功能低下。

Q: PCOS 患者什么时候需要做“试管婴儿”？

试管婴儿即体外受精－胚胎移植（IVF–ET），当 PCOS 患者经诱导排卵治疗无效或者合并其他不孕因素（如高龄、输卵管因素或男性因素等）时需采用 IVF–ET 治疗。

Q: 已经无生育需求了，PCOS 是不是就可以不用治了？

这种观点是不正确的。PCOS 患者的治疗不能仅局限于解决当前的生育或月经问题，更需要重视远期并发症的预防，如糖尿病、代谢综合征、心血管疾病，做到疾病治疗与并发症预防相结合。

在年轻、长期不排卵的 PCOS 患者中，子宫内膜增生或子宫内膜癌的发生率明显增加，应引起重视。

进入围绝经期后，无排卵导致的孕激素缺乏会增加子宫内膜病变的风险，而雌激素的下降则会在已有的基础上加重代谢异常。使用激素替代治疗时应格外注意 PCOS 患者。

Q: 症状轻微的 PCOS 患者可以不治疗吗？

不可以。PCOS 可增加其他健康问题的风险，包括糖尿病（高血糖）、高胆固醇血症、睡眠呼吸暂停、抑郁或焦虑、进食障碍（如暴饮暴食）、性冷淡，以及其他相应的远期并发症。因此，需要积极就诊并治疗。

PCOS 的心理影响和误区

Q: 得了 PCOS 更容易有心理问题吗?

由于激素紊乱、体形改变、不孕恐惧心理等多方面因素的综合作用，PCOS 患者的生命质量降低，心理负担增加。有证据表明，与非 PCOS 女性相比，PCOS 女性也许更可能存在心理障碍，如抑郁和焦虑。此外，PCOS 可能与进食障碍的风险增加相关，特别是暴食。

Q: 如何帮助 PCOS 患者减少心理问题的发生?

可以通过心理疏导的方式减少 PCOS 患者心理问题的发生。心理疏导是借助沟通技巧进行心理泄压和引导，从而改善个体的自我认知水平、提高其行为能力、改善自我发展的方法。

在 PCOS 患者的临床诊疗过程中，医生应在尊重隐私和良好沟通的基础上，评估其心理状态并对其进行积极引导，调整、消除患者的心理障碍；必要时结合实际情况，通过咨询指导或互助小组等形式给予患者合理的心理支持及干预，尤其是对于有暴饮暴食、自卑、有形体担忧的肥胖 PCOS 患者。

Q: 得了 PCOS，患者的生活会有什么变化?

PCOS 患者多存在高雄激素血症，可引起多毛、痤疮等高雄激素相关表现。体毛过度生长多见于唇部、下巴、鬓角、胸部、腹部等，而痤疮多见于面部。严重胰岛素抵抗的患者，可出现黑棘皮表现，外阴、腹股沟、腋下、颈后等皮肤皱折处呈灰棕色、天鹅绒样片状角化过度，有时呈疣状。

此外，PCOS 患者常见月经的异常，表现为月经稀发、闭经、不规则子宫出血等，还可合并代谢异常，引起肥胖，多以腹型肥胖为主。最后，PCOS 患者由于排卵功能障碍，可引起不孕。

因此，PCOS 对生活的影响表现在患者的外观异常、月经异常、生殖能力下降等多方面。

Q: 如何通过调节生活方式减少 PCOS 的不良影响?

控制饮食和适当运动是 PCOS 患者的一线治疗方法。建议患者采用低卡低糖饮食，并适量进行有氧运动。

Q: PCOS 常见认知误区一：这个病只是月经不调、生不出孩子，无其他伤害

PCOS 的危害远远不止这么简单，它除了对生殖有影响（月经不调、生育问题等），还会对血糖、血脂等代谢产生不良的影响，增加代谢相关疾病的发病率。此外，长期不排卵造成体内高雌激素水平缺乏拮抗，也会使子宫内膜癌、乳腺癌等肿瘤的发生率增加。

Q: PCOS 常见认知误区二：PCOS 可引起不孕，治疗时可以不吃避孕药

虽然是“避孕药”，但其作用远远不只是“避孕”。PCOS 患者使用避孕药可以降低雄激素、调整月经周期等。其实，避孕药在 PCOS 患者的治疗中使用非常普遍。

Q: PCOS 常见认知误区三：医生让 PCOS 患者查血糖、胰岛素是乱收费

据统计，超过半数的 PCOS 患者都存在胰岛素抵抗，而肥胖患者的发生率更高。因此，患者需要进行这两项检查并及时干预，其不仅有助于患者代谢异常的纠正，同时有助于改善生育能力。代谢指标的检查及相关治疗是 PCOS 综合治疗中一个非常关键的部分。

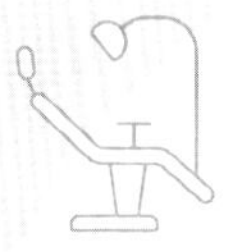

第四章

卵巢功能减退

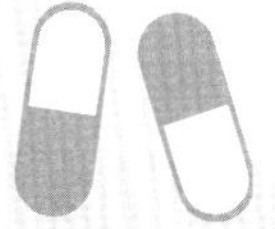

Q: 什么是卵巢功能?

通常我们说的卵巢功能包含两个方面的内容：一个是卵巢里剩余卵子的数量，另一个是卵子的质量。数量，顾名思义就是指卵巢中剩余的可以排出用来怀孕的卵子还剩多少，通常用窦卵泡数、抗米勒管激素等指标来衡量。卵子的质量就是指排出的卵子能够形成一个正常胚胎的能力，通常用女性的年龄来衡量。

Q: 什么是卵巢功能减退?

卵巢功能减退主要是指卵巢内剩余卵子的数量和质量有所下降。如果超声提示窦卵泡数减少或者抽血查抗米勒管激素水平降低，则提示卵巢内剩余的卵子数目减少。质量方面，一般认为女性的年龄超过 35 岁，卵子的质量会有所下降，所形成胚胎的非整倍体率会相对增加，导致流产或者胚胎染色体异常的发生风险增加。

Q: 为什么会出现卵巢功能减退?

卵巢功能减退分为先天性和后天性。一些女性因为某些先天的因素，如染色体异常、基因突变等，引起卵巢储备功能低下，为先天性卵巢储备功能减退。另外一些女性因为恶性肿瘤的药物治疗或卵巢囊肿的剥除手术等医源性原因导致卵巢储备功能减退为后天性卵巢功能减退。

还有一种原因就是随着女性年龄的增长，卵巢功能会有自然的减退过程。一般认为女性超过 35 岁卵巢功能会有所下降，超过 40 岁会呈折线性下降。因此，建议女性在这个年纪前完成生育。

Q: 卵巢功能减退能预防吗?

先天性因素（如染色体异常、基因突变）导致的卵巢功能减退，目前没有预防的办法。在青春期，如果出现初潮时间晚、第二性征（乳房、外阴等）发育延迟、月经失调等情况应尽早到医院就诊，及时发现问题。

对于后天医源性的卵巢功能减退可以在进行相关治疗前，到生殖中心进行生育力保存的相关咨询，尽可能在保存生育力后再行原发病的治疗。

Q: 卵巢功能减退会遗传吗?

卵巢功能减退分为先天性和后天性。先天性卵巢储备功能减退是有遗传风险的，需要进行相关的遗传咨询。

Q: 年纪大了一定会出现卵巢功能减退吗?

随着年龄的增长，女性卵巢内剩余的卵子数目会有明显减少。除此之外，卵泡内颗粒细胞功能下降、卵母细胞内线粒体功能受损也都会导致卵子质量的下降。这使得卵巢产生可正常受精卵母细胞的能力进一步下降。因此，女性年纪大了一定会有卵巢功能的减退。

Q: 卵巢功能减退有什么症状?

在卵巢功能减退的最早期，可能不会有任何症状。随着卵巢功能的进一步衰退，会出现月经周期缩短、经期缩短、月经量变少等临床症状。建议出现相关症状的女性尽早到医院进行检查。

Q: 卵巢功能减退都需要查什么?

评估卵巢功能的检查包括：通过超声检查了解卵巢内窦卵泡的数目，以及通过抗米勒管激素、基础状态下的性激素六项等激素水平的变化了解卵巢储备功能的现状。

Q: 卵巢功能减退怎么治疗?

卵巢功能减退目前没有确切的治疗方法。临床上使用脱氢表雄酮、辅酶 Q10 等保健品试图改善卵巢储备功能，但目前都没有证据证明这些治疗方法能够明确改善卵巢储备功能。

Q: 卵巢功能减退有什么危害?

卵巢功能减退通常表现为卵子数目的减少及卵子质量的下降。这两种变化均可能导致女性患者生育力下降。同时由于相应的激素水平的变化，可能会引起月经失调、阴道不规则出血等异常情况。如果出现相应的情况，需尽早到医院就诊。

Q: 年龄增大所致的卵巢功能减退能治好吗?

这种卵巢功能减退是随着女性年龄的增长而出现的卵巢功能的衰退，是一种器官功能的自然衰退，目前的治疗手段均无法达到逆转卵巢功能的目的。因此，这类卵巢功能减退是不能够完全治愈的。

Q: 怎样才能早期发现卵巢功能减退?

卵巢功能减退早期可能没有任何症状，随着功能衰退的进展，会出现月经周期缩短、月经量减少等表现。个别患者还会出现阴道出血淋漓不尽、月经前点滴出血等症状。因此，如果出现这些症状，需要尽早到医院就诊，检查激素水平和窦卵泡情况。

Q: 卵巢功能减退的诊疗流程是什么?

卵巢功能减退主要通过抽血进行激素水平的检测及超声检查窦卵泡情况。这两项检查均需要在月经见血的第 2 ～ 4 天进行。

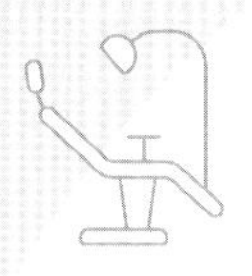

第五章

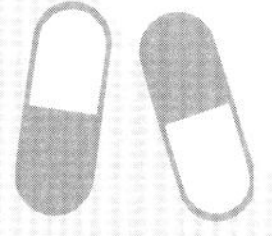

输卵管因素不孕

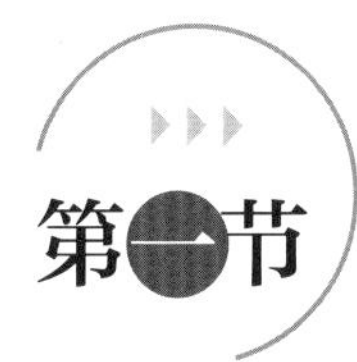

输卵管造影

Q: 什么情况下需要做输卵管造影?

输卵管造影主要用于以下情况。

（1）了解输卵管是否通畅及其形态、阻塞部位，主要用于不孕症、输卵管妊娠术后或保守治疗后评估输卵管通畅度。输卵管造影是诊断输卵管性不孕的一线诊断方法。

（2）了解宫腔形态，确定有无子宫畸形及畸形的类型，有无宫腔粘连、子宫黏膜下肌瘤、子宫内膜息肉及异物等。

Q: 输卵管有点粘连，做造影后会通吗?

输卵管有点粘连，做输卵管造影后有通畅的可能性。输卵管造影具有疏通轻度输卵管阻塞的作用。有研究表明造影后可明显提高不孕症患者的妊娠率，使用油性造影剂效果更为明显。究其原因一方面，注入造影剂过程中将输卵管管腔内黏液栓冲洗消除，可增加轻度粘连堵塞及通而不畅的输卵管的通畅程度；另一方面，碘油造影剂有一定的消毒、杀菌作用。

需要注意的是，严重粘连的输卵管光靠造影是不会通畅的，还是需要通过宫腔镜、腹腔镜手术解决。

Q: 输卵管造影出现逆流征象，严重吗?

输卵管造影出现逆流征象大多无严重不良反应，但需要警惕输卵管器质性病变，比如阻塞的可能性。

子宫输卵管造影的逆流通常是指造影剂逆流入子宫肌层血管、静脉丛或者淋巴管，其发生概率约7%。有输卵管阻塞、子宫手术史、子宫结构异常、宫腔粘连、异常子宫出血或造影压力过大者可能会发生造影逆流。使用碘油造影时最严重的逆流并发症包括脑和肺内栓塞，也可能出现严重变态反应，但新型的油性造影剂不良反应已明显减少。使用水溶性造影剂时逆流一般无明显不良反应，但也可能导致感染、发热和疼痛。

Q: 输卵管造影的不良反应有什么?

造影是一种比较安全的检查技术，但也可能有一定的不良反应：①出血，一般造影后会有几天的少量点滴出血；②感染，生殖道感染急性期禁忌造影，造影期间建议口服抗生素预防感染；③疼痛，对于疼痛阈值低的患者或者输卵管阻塞的患者会有比较明显的疼痛，可以在造影前口服止痛药，如布洛芬等预防；④逆流入血管或淋巴管造成栓塞，油性造影剂发生栓塞的可能性要远高于水溶性造影剂；⑤子宫穿孔或者输卵管破裂，临床非常罕见。

Q: 输卵管通液和造影哪个好?

输卵管造影要好于输卵管通液。

输卵管通液是医生将生理盐水经阴道注入患者宫腔内，根据患者主观感受（如有无腹痛）和推注压力判断输卵管通畅度，主观性较强，准确度较低，目前已被淘汰。

子宫输卵管造影是将造影剂注射到子宫腔内，造影剂可以经过输卵管进入盆腹腔内，在X线下可以清晰地看到子宫腔及两侧的输卵管形状。可以较为准确地判断输卵管的通畅度，是输卵管通畅度的一线筛查手段，并且有充分的临床证据支持输卵管造影可以提高妊娠率。

Q: 输卵管造影用什么造影剂好？

目前造影剂分为水溶性造影剂和碘油造影剂，二者各有优缺点。

水溶性造影剂的优点：①安全，吸收速度快，盆腔内停留时间短，易全部吸收，不产生异物肉芽肿；多通过肾脏排泄，本身即可应用于血管造影，机体变态反应和物理、化学反应较轻微，化学毒性和神经毒性较轻，即使逆流入血管也无血管栓塞危险。②省时方便，腹腔中弥散较快，1小时内可得到弥散片。③有利于显示细微结构。

水溶性造影剂的缺点：①疼痛等并发症发生率较高，术后阴道流血率较碘油高，流血时间也长于碘油。②显影质量低，由于水溶性造影剂黏稠度低、流速快，在输卵管通畅的情况下，很快弥散入盆腔，与输卵管影重叠而影响影像质量。③术后妊娠率没有碘油造影高。

碘油造影剂的优点：①显影效果良好，碘油黏稠，对比度高，可以清晰地显示输卵管及子宫轮廓。②碘油造影剂妊娠率明显高于水溶性造影剂。

碘油造影剂的缺点：①可能造成组织肉芽肿形成。②油栓形成：造影时子宫或输卵管存在创面，注射压力过大时碘油可进入血管，造成变态反应甚至油栓性肺栓塞。③使用不方便：碘油弥散缓慢，需要 24 小时后摄片复查，不方便临床诊断。

Q: 输卵管超声微泡造影是怎么做的?

子宫输卵管超声造影是经宫腔置管注入造影剂后，使宫腔及输卵管腔充盈显影，在超声下实时动态观察子宫腔及输卵管形态、输卵管走行、造影剂在输卵管末端溢出的一种检查方法。

子宫输卵管超声造影无辐射、可重复、可实时动态观察。目前临床应用较多的造影剂是注射用六氟化硫微泡，为血池造影剂，可以通过呼吸代谢，安全性较高，不良反应发生率仅为 0.01%，碘过敏人群也可使用。如果由经验丰富的超声科医生实施超声造影，其诊断准确度与常规 X 线输卵管造影几乎没有区别。

Q: 输卵管有粘连，做造影看得出来吗?

输卵管有粘连，造影是可以看出来的，但是造影诊断盆腔粘连的可靠性并不高。

盆腔粘连造影可以有以下表现：输卵管呈现螺旋状弯曲，造影剂弥散呈现形状不规则、边缘清楚的聚积，输卵管垂直上举，子宫固定偏向盆腔一侧。

当有上述表现中 2 项异常，尤其是输卵管呈螺旋形外观和弥散片造影剂聚积时则强烈提示盆腔粘连。

如果不合并其他异常，仅仅因为输卵管上举就诊断盆腔粘连是不恰当的，因为正常人群中就有一部分输卵管走行向上。另外，由于造影诊断盆腔粘连的标准不统一，并且存在较大的主观性，因此诊断符合率并不高。

造影诊断盆腔粘连可靠性较差，准确度低于50%。因此，还需要结合病史、查体等综合考虑。

Q: 输卵管造影在放射科和超声科做有什么区别?

常规输卵管造影应该是放射科做，而超声输卵管造影由超声科做。

子宫输卵管造影是将含碘造影剂直接由子宫颈管注入子宫腔，再经子宫腔到输卵管，在X线透视下了解子宫腔和输卵管腔的通畅情况。常规造影一般是由生殖科医生实施，在放射科做或者直接由放射科医生实施。

而子宫输卵管超声造影是经宫腔置管注入造影剂后，使宫腔及输卵管腔充盈显影，在超声下实时动态观察子宫腔及输卵管形态、输卵管走行的一种检查方法，一般在超声科做。

Q: 输卵管造影多久后可以备孕?

输卵管造影之后来过一次月经就可以备孕。

常规输卵管造影在X线下实施，很多人担心放射线会对胎儿造成影响，导致胎儿畸形和流产率增加，也有人建议需要3个月甚至半年后再备孕。这种说法是没有科学根据的。X线属于电离辐射，广泛用于医学诊断中，并未发现孕期女性接受剂量在50

mGy 以下的辐射，发生畸形、流产、生长受限等的个案报道。正常情况下造影的辐射剂量要远小于此阈值，而且造影次月（造影当月不能怀孕）就有新的卵泡发育，造影不会对下个月的卵泡造成不利影响。

因此，造影后下个月来过月经就可以备孕，而且由于造影有冲刷输卵管的作用，造影后的前 3 个月内是非常好的备孕时机，不要错过。

Q: 输卵管造影后的注意事项有哪些?

（1）造影后禁盆浴及性生活两周，给予抗生素预防感染。

（2）检查后，应多吃新鲜蔬菜及水果，并合理搭配瘦肉、豆制品、奶类、蛋类等食物，以做到均衡膳食；检查当天多喝水，增加排尿次数，从而促进造影剂的排出。

（3）造影检查后一周内有少量阴道出血，造影当天也可能有轻微下腹坠胀感，属于正常现象。如出血量较多（超过月经量）、腹痛持续不缓解、体温升高、阴道分泌物异常等，需要及时去医院就诊。

（4）造影当月不能怀孕，下个月月经来潮后可以备孕。

Q: 输卵管造影前同房了怎么办?

如果输卵管造影前同房了则不建议此月做造影检查，建议下个月再做。输卵管造影一般是月经干净 3 ～ 7 天实施，此时怀孕概率很低。

女性没有绝对的安全期，在安全期之内也可能因为排卵紊乱或受体内多种因素的影响而提前排卵、受孕。检查前是禁止同房的，主要考虑到如果有同房，可能有意外怀孕的可能性，而输卵管造影是在X线下动态实施的，辐射剂量虽然达不到导致胎儿畸形或者流产的阈值，但也比常规的胸片高。

因此，从安全的角度来说，如果输卵管造影前同房了，建议本月不要做检查，下个月再实施。

Q: 输卵管造影前需要注意什么?

（1）该检查应在月经干净3～7天进行，造影前禁止性生活。

（2）生殖道有活动性炎症，及各种疾病的急性期不应检查，有严重全身性疾病、不能耐受手术者不宜做此项检查。

（3）检查当日体温应低于37.5 ℃。

（4）有碘过敏史者，不能做此项检查。

（5）检查前须除外妊娠。

（6）在进行输卵管造影术之前，要尽可能排空膀胱，以免影响术中操作。

（7）疼痛比较敏感者可以在造影前口服止痛药，比如布洛芬。

（8）造影前注射阿托品预防输卵管痉挛，但要严格排除阿托品使用禁忌证。

Q: 输卵管造影检查步骤有哪些?

输卵管造影的检查步骤如下。

（1）检查前排空膀胱。患者取膀胱截石位，进行常规的外阴、阴道消毒，检查子宫的位置及子宫大小等。使用阴道窥器扩张阴道，充分暴露宫颈。

（2）对宫颈、阴道穹隆进行消毒。

（3）将专用造影导管插入宫腔内，一般不需要使用宫颈钳，但如果子宫位置不好，置管困难可能需要宫颈钳、探针等。置管成功后，球囊内注水固定，在监视、透视之下，对造影剂流经宫腔及输卵管的情况进行观察并摄片。建议在造影剂流动的过程中进行动态拍片，这样可以更清楚地了解到管腔具体的通畅情况。

（4）造影结束，取出造影管。如果是水性造影剂，造影后20～40分钟照弥散片，如果是油性造影剂，24小时后照弥散片。

Q: 输卵管造影前要检查什么?

（1）做阴道分泌物（白带）常规检查，了解阴道内的清洁度，除外生殖道急性炎症才可以做造影。

（2）做妇科检查，了解盆腔内是否有异常情况，并且了解子宫附件是否有压痛，排除炎症性反应才可以做造影检查。

（3）传染病相关检查：乙肝、丙肝、梅毒、艾滋病筛查。

（4）做尿妊娠实验或者查血 hCG 除外怀孕。

Q: 输卵管造影容易感染吗?

输卵管造影一般不容易感染，但因为是有创性操作，也属于感染的诱因之一。

造影之前会做全面的检查，比如白带常规、妇科检查等，以排除禁忌证，如果有炎症是不能做输卵管造影检查的。整个造影过程中都是无菌操作，所以不容易感染。

但毕竟输卵管造影属于有创性操作，如果是在做了造影之后没有得到很好的休息，机体抵抗力下降，或者是过早的性生活、没有加强外阴局部护理，导致病原菌侵入，就容易造成感染。所以，在做完造影之后要给予抗生素治疗，预防感染，造影后 2 周内不要进行性生活和盆浴。

Q: 输卵管造影检查出来堵塞，还能生育孩子吗?

输卵管造影检查出来堵塞可以考虑宫腔镜、腹腔镜手术或者辅助生殖技术。

输卵管造影提示输卵管阻塞，如果患者年轻、卵巢功能好，男方精液检查无严重异常，可以考虑选择宫腔镜、腹腔镜手术。术中根据输卵管病变情况选择输卵管手术方式，输卵管病变可修复的患者，可以选择输卵管伞端成形术或者近端阻塞插管疏通手术；但对于病变严重的输卵管，建议切除或者结扎。

如果患者高龄，卵巢储备功能差，合并严重男方因素不孕，也可以直接考虑试管婴儿等辅助生殖技术。具体治疗方式需要结合个人情况，由医生和患者沟通后决定。

Q: 生殖系统有炎症可以做输卵管造影吗?

内、外生殖器有炎症是不可以做输卵管造影的，需要在炎症治疗好后再做。由于输卵管造影需要通过阴道置管将造影剂打入宫腔内，属于有创性操作。如果本身生殖道就有炎症，比如阴道炎，通过造影就可能会将阴道内的炎症带入上生殖道，输卵管造影检查会造成炎症的加重、扩散，导致子宫内膜炎、输卵管炎、盆腔炎等并发症，进而加重输卵管性不孕症或者导致慢性盆腔痛等后遗症。

所以，患者造影前需要做妇科检查、白带常规检查等除外生殖道炎症，如果有炎症建议先不做造影，炎症治疗后复查正常再做造影检查。

Q: 做输卵管造影的最佳时间是什么时候？

做输卵管造影的最佳时间是月经干净后的第 3 ～ 7 天。因为此时月经已经干净，内膜已修复完全，而且子宫内膜厚度适中，诊断结果比较准确。做早了，月经尚未彻底干净，会增加感染风险，而且子宫内膜还没有完全修复，造影过程中通过内膜创面发生造影剂逆流的可能性会增加。如果月经干净时间过长，此时内膜明显增厚甚至到达分泌期，造影过程中可能出现因内膜碎片阻塞输卵管开口导致输卵管阻塞假阳性的可能。

Q: 做输卵管造影需要多久？

输卵管造影过程一般 10 ～ 15 分钟。

输卵管造影是比较简单的妇产科操作，包括消毒铺单、宫腔置管、造影显影过程，大多数情况下只需 10 ～ 15 分钟。如果患者子宫位置呈过度前倾位或者后屈位，置管时间可能会稍微长一些。如果是水性造影剂，造影后 20 ～ 40 分钟照弥散片。如果是油性造影剂，24 小时后照弥散片。因此，如果当天做输卵管造影，建议请半天假。

Q: 输卵管造影手术后一般出血多久?

输卵管造影手术后一般出血不会超过1周。造影过程中由于对子宫内膜的刺激、宫颈钳夹持宫颈等，均可能导致出血。出血量远小于月经量，大多数情况下出血3～5天就可以干净，最长不超过1周，也不需要服用止血药物。如果出血时间超过1周，出血量多于月经量，就需要去医院就诊以除外其他原因，比如生殖道感染导致的阴道出血。

Q: 做完输卵管造影后在家休息多久?

做完输卵管造影后在家休息1～2天就可以上班。

输卵管造影后没有必要绝对卧床休息，正常情况下输卵管造影不影响正常的生活和工作，手术以后一般休息1～2天，就完全可以恢复正常的生活和工作。

一般造影后不需要特殊的休息，但是在检查后要注意：①造影后禁止性生活及盆浴2周；②可以在医生指导下酌情使用抗生素预防感染，一般口服2～3天即可；③造影检查后一周内有少量的阴道出血，如果没有腹痛、发热且出血量少于平时的月经量，属于正常的现象，如果出血量超过平时的月经量或者是有腹痛、发热应该去医院就诊。

Q: 输卵管造影后能洗澡吗?

输卵管造影当天可以洗淋浴，但造影后2周内不要盆浴。

造影当天就可以洗澡，洗淋浴是完全没有问题的，但要注意及时把头发和身体擦干，避免感冒。造影后2周内不能盆浴，是因为造影后会有阴道的点滴出血，如果盆浴可能导致阴道内细菌逆行感染，进而导致子宫内膜炎或者盆腔炎。

Q: 做输卵管造影需要空腹吗?

常规输卵管造影是不需要空腹的，空腹状态下容易出现低血糖反应，比如面色苍白、出汗等症状，不易与造影中可能出现的迷走神经反射相鉴别。因此造影前鼓励进食。

如果是做无痛输卵管造影，为了防止胃内容物反流误吸入气道，需要造影前禁食、水 4 ～ 6 小时。

Q: 做输卵管造影影响排卵吗?

输卵管造影不影响排卵。

子宫输卵管造影是将含碘造影剂直接由子宫颈管注入子宫腔，再经子宫腔到输卵管，在 X 线透视下了解子宫腔和输卵管腔通畅情况。此过程中不会直接影响到卵巢。

而排卵是受下丘脑 – 垂体 – 卵巢轴的影响，具体来说，下丘脑产生促性腺激素释放激素，刺激垂体分泌卵泡刺激素和黄体生长素。卵泡刺激素可以促进卵巢卵泡生长，排卵前黄体生成素达到高峰，在黄体生成素和卵泡刺激素的共同作用下，卵泡成熟、排卵并形成黄体。

因此，输卵管造影不会影响排卵，同样造影后月经也会正常来潮，一般不会推迟或者错后。

Q: 造影示右侧输卵管上举要怎么治疗?

造影示右侧输卵管上举如果没有其他异常造影征象，不考虑输卵管周围粘连。如果合并其他造影异常征象，比如造影剂聚积，考虑输卵管粘连可能。

输卵管上举是比较常见的造影表现，既往观点认为上举的输卵管周围有粘连存在，输卵管固定粘连影响怀孕。但目前认为如果只是单纯的输卵管上举，无其他异常造影表现，是不考虑输卵管周围粘连的；但需要警惕子宫内膜异位症的可能，如果合并痛经、性交痛或者血清 CA125 升高，可以考虑腹腔镜探查以明确诊断。

Q: 输卵管造影通而不畅有什么症状?

输卵管造影通而不畅没有明显的症状，目前也没有明确的诊断标准。输卵管造影通而不畅是一个具有“中国特色”的诊断名词，在国外的文献或者指南中只有输卵管通畅或者梗阻的区分，而没有输卵管通而不畅的概念。

我们所说的输卵管通而不畅一般是指输卵管能够显影并弥散入盆腔，但输卵管显影速度缓慢或者造影剂从伞端弥散入盆腔速度缓慢。由于造影方法差别（手工推注或者机器自动推注）、造影压力差异等，目前并没有诊断输卵管通而不畅的确切定义，比如显影超过多长时间定义为通而不畅，而主要取决于操作医生的主观判断。

Q: 输卵管造影会不会误诊单角子宫?

输卵管造影有可能误诊单角子宫。输卵管造影可以协助诊断子宫畸形，比如单角子宫。但需要注意的是造影诊断是存在诊断误差的。对于完全子宫纵隔者，如果插管到一侧宫腔时，造影图像可能表现为单角子宫，只有一侧输卵管显影。如果比较严重的宫腔粘连，一侧宫角完全封闭时，也可能导致误诊单角子宫。

诊断子宫畸形比较准确的方法是三维妇科超声和盆腔磁共振成像。

Q: 造影显示双侧输卵管积水怎么办?

造影结果显示双侧输卵管积水需要根据患者的具体情况选择手术治疗或者辅助生殖治疗。

如果患者年轻，卵巢功能好，男方精液检查无严重异常，可以考虑选择宫腔镜、腹腔镜手术，术中根据输卵管积水严重情况选择输卵管手术方式。薄壁积水，输卵管管腔纤毛好，周围无严重粘连，可以考虑输卵管积水成形术，术后尝试自然妊娠 1 年。如果输卵管管壁增厚、变硬或输卵管内膜形成瘢痕，无明显纤毛结构，术后妊娠率则很低，建议切除积水输卵管，术后选择试管婴儿。

如果患者高龄，卵巢储备功能差，合并严重男方因素不孕，也可以直接考虑试管婴儿。但由于积水输卵管会明显降低试管婴儿成功率，建议冻胚后，先手术处理积水，再进行胚胎移植。

Q: 输卵管造影有无痛的吗?

大多数医院不提供无痛输卵管造影，仅少数医院可提供。

输卵管造影是有创性检查，可能会有一定疼痛感觉，但大多数情况可以耐受，部分输卵管阻塞患者或者对疼痛不耐受的患者可能会有明显的疼痛，可以在造影前口服止痛药预防疼痛。

而无痛输卵管造影需要在静脉全麻手术下进行，有一定的风险，比如麻醉意外，目前大多数医院并不提供，也不建议选择无痛输卵管造影。因大多数疼痛感觉是可以耐受的，造影的疼痛感觉远低于人工流产的疼痛感觉。

腹腔镜手术

Q: 什么情况下需要做腹腔镜手术?

不孕症一般在以下情况可以考虑行腹腔镜手术：①输卵管造影或者超声造影提示输卵管阻塞和盆腔粘连；②临床考虑子宫内膜异位症、比如超声提示卵巢巧克力囊肿或者查体可扪及后穹隆触痛结节；③超声提示子宫肌瘤，并除外其他不孕因素；④不明原因不孕；⑤试管婴儿反复胚胎移植失败；⑥试管婴儿移植前影像学诊断输卵管积水可能；⑦怀疑先天性子宫发育异常者，需要宫腔镜、腹腔镜联合手术。

Q: 腹腔镜检查输卵管好还是造影好?

腹腔镜和输卵管造影检查输卵管各有其适应证。

输卵管造影在 X 线下可以清晰地看到子宫腔及两侧的输卵管形状，可以较为准确地判断输卵管通畅度，一直是输卵管通畅度的一线筛查手段。其花费较少，操作风险比较低，但存在一定的误诊率，也不能准确判断有无盆腔粘连。

腹腔镜检查是输卵管检查的金标准，最为准确，可以判断是否有输卵管周围粘连，并能同时进行输卵管病变的治疗。但腹腔镜创伤大，有一定的手术并发症风险，花费高，不作为筛查手段，仅作为造影检查结果异常的治疗手段。

Q: 腹腔镜治疗对输卵管积水有用吗?

腹腔镜手术是输卵管积水的一线治疗方法，目前常采用的是腹腔镜下输卵管伞端造口术。其大致过程是打开积水的输卵管，使输卵管内膜外翻，然后应用可吸收线将切开的瓣膜外翻缝合于输卵管浆膜面。根据数据，绝大多数妊娠发生于该术后 1 年内，因此患者接受手术 1 年内应抓紧时间妊娠。

但是，由于输卵管积水会影响输卵管纤毛功能，所以即使术后输卵管恢复通畅，也无法保证输卵管功能一定恢复正常。因此术后仍然存在不孕或者宫外孕可能，术后成功妊娠率为 20%～40%，宫外孕发生率为 5%～18%。

手术效果与输卵管积水类型等因素相关。薄壁积水，伞端纤毛好，术后成功妊娠率较高。如果输卵管管壁全层受累，管壁增厚、变硬或内膜形成瘢痕，术后妊娠率则较低。接受腹腔镜手术应充分认识到术后积水复发、术后宫外孕等可能。对于严重积水的输卵管，可选择直接腹腔镜下切除或结扎输卵管后接受试管婴儿治疗。

Q: 腹腔镜治疗对输卵管通而不畅有用吗?

腹腔镜对输卵管通而不畅是有作用的。输卵管通而不畅一般是指输卵管能够显影并弥散入盆腔，但输卵管显影速度缓慢或者造影剂从伞端弥散入盆腔速度缓慢。腹腔镜检查可直接观察输卵管是否通畅，通而不畅可能是造影误判，也可能由黏液栓、非结晶性物质（如组织碎片）阻塞或输卵管暂时性痉挛造成，可经腹腔镜下加压通液或经宫腔镜插管导丝疏通恢复通畅度。

Q: 腹腔镜手术是全麻手术吗?

腹腔镜手术是全麻手术。全麻也称为全身麻醉，主要操作是将麻醉药物经过呼吸道吸入或者经静脉、肌肉注射进入体内，产生中枢神经系统的抑制，临床表现为患者神志消失、全身痛觉消失、遗忘反射抑制和一定程度的肌肉松弛。

腹腔镜手术是需要在全身麻醉状态下进行的，并且需要气管插管。因为在手术当中需要建立二氧化碳气腹，形成可操作空间，便于各种手术器械活动，但是人工气腹可能使患者膈肌上抬，影响呼吸。为消除患者呼吸困难症状，常选择气管插管，行机械通气，控制呼吸，以保证患者的安全。

另外，单纯的硬膜外麻醉效果不理想，容易诱发恶心、呕吐等不适反应，严重的还会出现窒息。而全身麻醉给予肌松剂，膈肌松弛效果良好，便于手术操作。

Q: 腹腔镜手术和输卵管介入哪个好?

腹腔镜手术要好于输卵管介入。

输卵管介入是指在数字 X 光机下，医生通过直视电视屏采用同轴导管系统，经阴道、宫颈、子宫、子宫角向输卵管插入输卵管导管，进行输卵管选择性造影，再通过导管丝将阻塞的输卵管进行复通分离的治疗过程。其针对近端输卵管阻塞会有比较好的治疗效果，但无法治疗远端输卵管阻塞（如输卵管积水），也无法分离盆腔粘连，以及去除其他影响怀孕的疾病，如子宫内膜异位症等。

而腹腔镜手术除了可以在监视下通过宫腔镜插管治疗近端输卵管阻塞外，还可以治疗远端输卵管阻塞，分离盆腔粘连，去除其他影响怀孕的盆腔病变，因此治疗效果要好于输卵管介入。

Q: 腹腔镜手术患者出院后需要输消炎药吗?

腹腔镜手术患者出院后一般不需要再输消炎药。

全身应用预防性抗生素是建立在宿主组织内的抗生素能够增强宿主自然免疫防御机制的理念上，从而帮助杀灭种植于伤口上的细菌。由于在此过程中，只有一个很窄的有效的抗微生物时间窗，因此需要在细菌入侵前很短的时间窗内或入侵时就应用抗生素，这个时间窗比如刚切开切口时。因此腹腔镜手术前强调可以预防性给予抗生素，一般是术前 0.5 ～ 2 小时开始使用。如果仅仅是探查性腹腔镜或者术中没有发现严重感染，术后是可以不用抗生素的。

如果术中发现严重的急性盆腔感染，术后可以使用 2 周抗生素。但出院时一般身体已恢复良好，感染已完全控制。此时即使术中有严重的盆腔感染，口服抗生素就可以，没有必要输液治疗。

Q: 腹腔镜检查对输卵管损害大吗?

腹腔镜检查输卵管损害并不大，但也有一定的风险。手术风险主要有：①麻醉意外；②出血，尤其是盆腔粘连比较严重的手术，可能会出现术野区的出血；③脏器的副损伤，主要表现为邻近脏器的损伤，如膀胱、输尿管、肠管等，其常见主要原因是电器械手术使用不当或周围组织粘连导致解剖结构异常等；④与气腹相关的并发症，如皮下气肿、气胸等，多半无须处理，可自行吸收；⑤术后的感染，可能会出现盆腔炎、盆腔脓肿；⑥下肢静脉血栓、肺栓塞等。

但需要指出的是，手术风险一般发生率很低，术前医院会做全面的评估，除外手术禁忌证后才会安排手术，绝大多数患者进行腹腔镜手术是比较安全的。

Q: 腹腔镜术后复查要做什么?

腹腔镜术后复查需要询问恢复情况，做体格检查及妇科超声等。

因不孕症行腹腔镜手术者，复查一般是在术后 1 个月左右，需要询问术后恢复情况，比如饮食、大小便等；体格检查腹部切口是否愈合良好；妇科双合诊检查除外生殖道感染；妇科超声检查子宫及双侧附件有无异常；输卵管手术后可能需要复查输卵管造影；月经期激素水平、超声监测排卵等。

Q: 腹腔镜手术后的注意事项有哪些?

（1）腹腔镜手术后会有上腹部胀痛或肩部疼痛等症状，这是因为腹腔镜手术中向腹腔内充入的二氧化碳刺激了膈肌，手术 3 天后会自行缓解。

（2）手术后第 1 天即可根据体力及病情下床活动，促进胃肠蠕动及血液循环，减少术后盆腔粘连，预防血栓，促进术后恢复。术后没有必要绝对卧床，需要适当活动。

（3）手术后 6 小时可进食半流质饮食，如粥、蒸鸡蛋等，不要进甜食及含糖饮料。一般术后 48 小时内若能肛门排气，可逐步恢复正常饮食，但仍应以清淡易消化的饮食为宜。术后强调均衡饮食，多吃蔬菜、水果，多吃富含蛋白质的食物，比如鱼肉、牛肉、牛奶、鸡蛋等。

（4）手术后 2～33 天体温会略有升高，但通常不超过 38 ℃，多饮水，不必焦虑。手术后可能会有腹胀、恶心、呕吐及刀口疼痛等不适。

（5）术后 1 周可去除腹部敷料，观察刀口，如果没有红肿、渗液即可洗淋浴，之后可逐步恢复正常活动，但仍应注意休息、保持个人卫生、避免劳累，术后 1 个月禁止性生活。

（6）出院后按照医生指导，定期门诊随访，不适随诊。

Q: 腹腔镜手术前需要做什么检查?

腹腔镜手术之前需要做妇科检查、白带常规、宫颈癌筛查、妇科 B 超检查，还要做血常规、尿常规、大便常规、血型、凝血功能检查、传染病（乙肝、丙肝、梅毒、艾滋病）筛查、肝肾功能检查、心电图检查及胸片。

不孕症患者做腹腔镜手术前另外最好完善卵巢功能评估（如月经期激素水平、卵巢窦卵泡计数、抗米勒管激素水平）、男方精液常规检查。

Q: 腹腔镜手术前注意事项有哪些?

（1）手术最好在月经干净后进行，术前禁性生活，注意卫生，预防感冒。

（2）有妇科炎症（如盆腔炎、阴道炎等）应积极治疗，原则上需要炎症控制后才可手术；有内科合并症，比如高血压或糖尿病，应到内科就诊以积极控制血压和血糖，其他内科疾病也应到内科就诊评估。

（3）术前服用抗凝药（如阿司匹林）者，需要停药 1 周。

（4）术前注意个人卫生，如洗头洗澡、剪指甲、清除指甲油，注意脐部及外阴清洁。

（5）术前 1 天饮食应以清淡易消化食物为主，术前 1 天根据医护人员要求，口服清肠液或灌肠；术前晚 12 点以后空腹，手术当天禁食水。

（6）手术当天取下假牙、饰品、手表、发夹及隐形眼镜等。

Q: 腹腔镜手术患者需要住院几天?

一般情况下，因不孕症行腹腔镜手术需要住院 4 ～ 7 天，具体住院时间需要根据患者自身的情况及术后的恢复状况来判断。

患者住院第 1 天，需要完善各项术前检查，如果检查结果一切正常，一般会在第 2 天或者第 3 天进行手术。手术之后一般需要 2 ～ 5 天进行观察，如果患者的伤口愈合状况良好，体温正常，排尿、排便正常，可以自主活动，一般情况下可以出院。

如果愈合状况不佳，如术后发热、术后尿潴留，或者手术范围比较大（如重度盆腔粘连），或者术中出血较多，住院时间就会延长，需待恢复良好后才可以出院。

Q: 做腹腔镜输卵管造口手术要多久?

腹腔镜输卵管造口手术时间根据手术难易程度而有所区别，大多数需要 1 ～ 2 小时。

腹腔镜输卵管造口手术主要针对输卵管积水的患者，基本步骤包括分离输卵管周围的粘连，打开积水的输卵管伞端，外翻的伞瓣缝合固定在输卵管浆膜面避免积水复发。手术时间与盆腔粘连严重程度和输卵管病变情况有关。如果盆腔粘连严重，一般手术时间就会延长，但大多数手术时间在 1 ～ 2 小时可以做完。术后需要住院 2 ～ 5 天。

Q: 腹腔镜手术后输卵管还不通怎么办?

腹腔镜手术后，只要有一侧输卵管通畅，就可以先尝试自然怀孕，如果两侧都不通则建议考虑试管婴儿。

腹腔镜手术是输卵管阻塞性不孕的重要治疗手段，但腹腔镜手术的效果与输卵管病变的严重程度密切相关。比如结节性峡部输卵管炎常表现为输卵管近端阻塞，即使在腹腔镜下行输卵管插管手术也无法疏通；盆腔结核一旦经腹腔镜诊断明确，输卵管一般是没有保留价值的。如果腹腔镜手术后输卵管还不通，另一侧输卵管通畅，可以先尝试自然怀孕，但试孕时间一般不建议超过术后 1 年；如果双侧都不通，基本没有自然妊娠的可能，建议辅助生殖治疗。

Q: 输卵管积水患者通过腹腔镜手术可以提高胚胎移植成功率吗?

输卵管积水患者通过腹腔镜手术可以明显提高胚胎移植成功率。

输卵管积水会明显影响试管婴儿结局。其原因可能是机械冲刷作用、胚胎毒性作用等。未处理的输卵管积水对试管婴儿结局的影响，主要表现为妊娠率降低约 50%，自然流产率增加 2 倍以上。因此，如果在做试管婴儿前超声发现积水，建议胚胎冷冻，需要行腹腔镜手术。

传统上认为腹腔镜手术应该切除积水的输卵管，但是对于输卵管轻度积水，比如 3 级输卵管损伤的积水，经过规范的手术是能够保留输卵管的。北京大学人民医院的研究结果显示，输卵管整形组和切除组的妊娠率是相当的，而且保留输卵管后还有自然妊娠的可能性。当然，输卵管的去留问题需要手术医生术中的把握。对于输卵管周围粘连严重、无法实施输卵管切除的患者也可以在腹腔镜下行输卵管近端结扎术。

Q: 腹腔镜手术中可以发现输卵管结核吗?

腹腔镜手术中是可以发现输卵管结核的，取可疑部位病理活检是诊断结核的金标准。输卵管结核是导致原发性不孕的重要原因之一。子宫输卵管结核的造影表现多样，最常见的造影图像为输卵管近端阻塞或者远端扩张、输卵管僵硬和造影剂逆流。

腹腔镜下可以直接做出输卵管结核的初步诊断，输卵管的壶腹部显示出最早的变化，纤维化后会变得肿胀，伞端外翻呈烟斗嘴状；浆膜面可见多个粟粒样结节，管腔内会充满干酪样坏死。输卵管结核晚期，卵巢和邻近的盆腔器官之间发生粘连，会导致附件包块，同时盆腹腔腹膜会出现多发粟粒样结节。腹腔镜下可以取可疑部位病理检查以明确诊断。如果腹腔镜下考虑输卵管结核，建议切除输卵管，术后辅助生殖治疗。

Q: 腹腔镜手术后吃什么好?

腹腔镜手术属于全麻手术，手术后 6 小时可进食半流质饮食，如粥、蒸鸡蛋等；不要进甜食及含糖饮料。

一般术后 48 小时内可肛门排气，可逐步恢复正常饮食，但仍应以清淡易消化饮食为宜。

术后强调均衡饮食，多吃蔬菜、水果，多吃富含蛋白质的食物，比如鱼肉、牛肉、牛奶、鸡蛋等；尽量少吃生冷辛辣等刺激性强的食物，以免导致胃肠道不适症状。

Q: 腹腔镜输卵管切除后多久能做试管?

患者因输卵管积水等原因需要在试管婴儿胚胎移植前切除输卵管。一般输卵管切除手术创伤不大，术后休息 1 ～ 2 个月，如果身体恢复良好就可以进入试管婴儿周期。一般术后半年内是妊娠率较高的时期，因此，建议患者术后月经出血的第 2 天于生殖门诊就诊。

Q: 腹腔镜可以治好输卵管不通吗?

腹腔镜可以治好大部分的输卵管不通。

腹腔镜手术是输卵管性不孕症的重要治疗方法。腹腔镜输卵管手术主要分为近端输卵管病变、输卵管中部病变和远端输卵管病变，可以通过近端输卵管插管、输卵管吻合、输卵管伞端成形术等手术方式恢复输卵管通畅度。术后妊娠率根据不同的输卵管病变类型也会有较大的差别。

但不是所有的输卵管不通都可以通过腹腔镜手术解决，比如输卵管闭锁性纤维症、结节性输卵管炎及输卵管结核等。手术效果很差，术后往往需要辅助生殖治疗。

Q: 宫腔镜、腹腔镜手术是一起做的吗?

宫腔镜、腹腔镜手术是可以一起做的。不孕症因盆腔因素，如造影提示输卵管病变或子宫内膜异位症，需要腹腔镜手术时，建议宫腔镜、腹腔镜手术一起做。因为这样可以一次麻醉手术解决所有导致不孕症的解剖学因素，比如宫腔异常和盆腔病变，是比较规范的生殖外科治疗。

因为超声正常并不能除外所有的宫腔异常，宫腔镜是诊断宫腔病变的金标准。而腹腔镜监视也可以辅助减少一些宫腔镜操作的风险，比如宫腔粘连或子宫纵隔手术，腹腔镜监视可以明显降低子宫穿孔的风险。

一些手术操作也需要宫腔镜、腹腔镜配合，比如输卵管近端阻塞，需要宫腔镜下找到输卵管开口，导丝插入输卵管后，再由腹腔镜指示并观察美兰液能否从输卵管伞端顺利流出。

Q: 腹腔镜手术后多久可以怀孕?

腹腔镜术后一般 1 ～ 2 个月就可以怀孕，如果是子宫肌瘤手术或者重度子宫内膜异位症手术，怀孕时间可能需要推迟。不孕症行腹腔镜手术，一般最佳怀孕时间是术后 1 年内。据统计，术后大概 50% 的自然妊娠发生在术后半年内，80% 的自然妊娠发生在术后1年内，超过1年只有很少比例的自然妊娠发生。因此，医生一般建议术后尝试自然怀孕 1 年。

尝试自然妊娠过程中需要积极去除其他不孕因素，比如需要确保男方精液检查大致正常；积极监测排卵，监测有成熟卵泡发育时计划同房，增加受孕成功率。如果有排卵异常，必要时也需要药物促排卵。当然术后试孕时间也不是一成不变的，如果患者高龄、卵巢储备功能较差，半年未孕也可以考虑辅助生殖；反之如果患者年轻、卵巢功能好、无其他不孕因素，也可以尝试超过 1 年的时间。

如果是子宫肌瘤手术，因为剥除肌瘤后创面需要一定的时间愈合，短时间内怀孕存在子宫破裂的风险，因此需要按照医生的要求在术后 3 个月到 1 年后怀孕。

如果是重度子宫内膜异位症，术后可能需要辅助用药，比如注射促性腺激素释放激素激动剂（GnRHa，一种治疗子宫内膜异位症的药物），用药期间抑制排卵，怀孕时间也会推迟。

Q: 腹腔镜疏通输卵管需要花费多少钱?

腹腔镜下输卵管疏通费用需要 8000 ～ 15 000 元，不同地区、不同等级的医院收费会有所不同，病情不同收费也可能有所差异。

一般情况下，腹腔镜下输卵管疏通手术随着不同地区、不同等级医院会有较大的差别，比如东部地区的费用要高于西部地区，三甲医院的费用要高于二级医院。每个患者自身情况不一样，比如有的患者做过多次手术，腹腔粘连比较严重，分离粘连手术时间延长、术中麻醉药用量比较多、心电监护的时间延长、术后住院时间延长等，也都会造成患者的住院费用相对较高。

Q: 腹腔镜输卵管造口术有什么后遗症?

腹腔镜输卵管造口术的后遗症可能有积水复发和宫外孕，主要与输卵管病变的严重程度相关。预后良好的输卵管积水整形术后的宫内妊娠率和宫外孕发生率分别为 58% ～ 77% 和 2% ～ 8%；而输卵管损伤严重时，上述数值则变为 0 ～ 20% 和 0 ～ 17%。

北京大学人民医院的研究发现，输卵管病变程度为 4 级时，宫外孕率及复发率均接近 20%。因为严重的输卵管病变特别是持续存在的输卵管积水不仅影响自然妊娠，还明显降低了体外受精的成功率。因此病变严重时应选择切除或结扎患侧输卵管，而不应该行输卵管造口术。

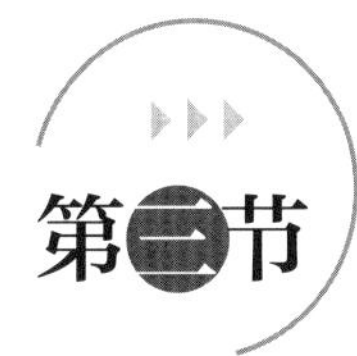

第二节 输卵管损伤的预防

输卵管造影术会造成输卵管损伤吗?

输卵管造影术一般不会导致输卵管损伤，但如果造影时有生殖道炎症可能导致炎症扩散到输卵管，从而导致输卵管损伤。

输卵管造影是诊断输卵管性不孕的一线诊断方法，造影过程中可以将输卵管管腔内黏液栓冲洗消除，可增加轻度阻塞及通而不畅输卵管的通畅程度，因此造影后会提高妊娠率且不会导致输卵管损伤。

但如果存在生殖道炎症，造影可能会将阴道内的炎症带入上生殖道，导致输卵管炎，造成输卵管积水、粘连等盆腔炎并发症，进而导致输卵管损伤，因此造影前需要充分检查以除外生殖道炎症。

结扎时间越长输卵管损伤越大吗?

目前没有证据证明结扎时间越长输卵管损伤越大。输卵管结扎术后输卵管损伤的严重程度主要跟结扎部位、手术方式及术后是否存在盆腔炎症有关，而与结扎时间关系不大。

关于绝育术至复通术时间间隔对复通术后妊娠结局的影

响，有报道认为间隔≥ 8 年和< 8 年，妊娠率分别为 65.2% 和 87.2%；而其他研究认为时间间隔对妊娠率无影响。但所有研究无一例外地认为年龄是影响输卵管复通术后妊娠率的最关键因素。年龄大于 35 岁者，结扎后复通手术的妊娠率明显下降。

Q: 输卵管损伤分几个等级?

对输卵管损伤程度的判断存在不同的分级评分系统。北京大学人民医院常用的为法国评分系统，分为 4 个等级。输卵管损伤程度评分为输卵管通畅度、壶腹部黏膜情况及管壁厚度评分之和。

输卵管通畅度：输卵管完全阻塞（积水）5 分，部分阻塞（输卵管伞端包茎）2 分。

壶腹部黏膜情况：正常 0 分，稀少 5 分，缺如 10 分。

管壁厚度：正常 0 分，薄壁积水 5 分，增厚僵硬 10 分。

3 项积分相加：2 ～ 5 分为 1 级，7 ～ 10 分为 2 级，12 ～ 15 分为 3 级，> 15 分 4 级。输卵管损伤级别越高，输卵管损伤越严重。

Q: 输卵管 4 级损伤说明什么?

输卵管 4 级损伤说明输卵管病变严重，无保留价值，建议切除或结扎。

输卵管损伤程度分为 4 级，4 级为最严重损伤，一般为厚壁输卵管积水，管腔内无正常纤毛组织。此类输卵管无保留价值，勉强保留后宫内妊娠率在 10% 以下，而宫外孕率及复发率均接近 20%。

因此，如果腹腔镜术中诊断输卵管病变 4 级，建议切除或结扎此输卵管，以避免积水复发或者术后宫外孕可能，术后可以选择辅助生殖。

Q: 输卵管损伤最常见的原因是什么？

输卵管损伤最常见的原因是感染。感染导致的盆腔炎是输卵管损伤最主要的原因。病原菌通过侵袭输卵管及其周围组织，破坏输卵管正常的组织结构及其与周围组织的解剖关系，影响其通畅程度及活动度。炎症也可损伤输卵管黏膜，导致输卵管拾卵障碍，最终影响配子的运输。

常见感染病原体是沙眼衣原体、淋病奈瑟菌、结核杆菌等。其次为盆腹腔手术，如异位妊娠、子宫肌瘤剥除、剖宫产、阑尾切除及卵巢囊肿剥除等均可能导致输卵管损伤。

Q: 腹腔镜手术会导致输卵管损伤吗？

某些腹腔镜手术可能会导致输卵管损伤。盆腹腔手术是导致输卵管损伤的重要原因之一，异位妊娠、子宫肌瘤剥除、阑尾切除及卵巢囊肿剥除等，均可能导致输卵管性不孕。

异位妊娠以输卵管妊娠最为常见，它既是输卵管病变的结果，又可直接加剧输卵管病变程度，表现为继发输卵管性不孕和再次输卵管妊娠。输卵管妊娠术后 2 年再次异位妊娠率为 6.3% ～ 16.7%，术后 5 年再次异位妊娠风险达 18.9%。

其他部位的盆腹腔手术也可导致输卵管性不孕。盆腔手术后有 60% ～ 90% 的患者会形成盆腔粘连。尽管腹腔镜手术导致输卵管损伤的可能性小于开腹手术，但手术中出血、缺血、异物刺激等均可引起输卵管炎症，手术创面愈合时引起的腹膜及盆腔器官间粘连会改变输卵管正常形态。这些均可影响输卵管捡拾、运输卵子等功能。

Q: 带环会不会损伤输卵管?

带环不会损伤输卵管。环也就是宫内节育器，是常用的女性避孕方式之一，避孕安全可靠。

既往观点认为宫内节育器可增加盆腔炎发病率，继而导致输卵管炎症，形成输卵管周围粘连或者阻塞积水，导致输卵管损伤。

但目前的研究认为只要合理把握适应证，带环并不增加盆腔炎患病率，也不会增加异位妊娠的概率。但存在生殖道炎症的女性，需要将炎症治愈之后才能上环，否则可能造成炎症加重，导致输卵管损伤。

Q: 无痛人流会损伤输卵管吗?

无痛人流后并发的盆腔感染会导致输卵管损伤。无痛人流后出现盆腔炎，主要是由术后感染引起的，比如抵抗力下降、过早性生活、术后阴道出血等均可导致盆腔炎发生；另外，如果患者本身存在生殖道炎症，在做完手术之后，炎症可能扩散导致盆腔炎症。盆腔炎后遗症之一就是输卵管损伤，导致输卵管阻塞、积水等，是输卵管性不孕的重要原因。

人工流产继发不孕约占不孕症的 20%，1 次人流后输卵管阻塞发病率25.5%，2～3次34.5%，4～5次50%。人工流产后继发不孕者中，慢性盆腔炎为主要病因的占32.4%。因此需要做好避孕，避免不必要的流产操作导致输卵管损伤。

Q: 输卵管损伤怎么预防?

输卵管损伤的预防首先在于预防盆腔感染，比如避免不洁性行为，不洁性行为可能会造成沙眼衣原体、淋病等病原体对输卵管的入侵和破坏，进而出现输卵管炎症、输卵管阻塞、输卵管积水等问题。如果有生殖道炎症，比如阴道炎、盆腔炎，一定要按照医生要求进行足量、足疗程的抗生素治疗，预防发展为慢性盆腔炎进而导致输卵管损伤。

另外，输卵管损伤的预防要避免不必要的流产操作，无论人工流产或者药物流产都可能导致盆腔炎的发生，导致输卵管阻塞、积水等，从而造成输卵管性不孕。因此，如果没有妊娠要求，需要做好避孕。

预防输卵管损伤还需要保持健康的生活方式，均衡饮食，积极锻炼身体，提高抵抗力。

Q: 输卵管切除会损伤卵巢吗?

切除输卵管是否影响卵巢功能目前存在争议，大部分学者认为切除输卵管不会影响卵巢功能。

切除输卵管对卵巢功能的影响主要体现在两个方面：①可能对卵巢的血供造成一定影响，因为卵巢小部分血供来自输卵管系膜的血管，切除输卵管可能会影响卵巢血供。②输卵管切除后，局部组织可能形成瘢痕，术后卵巢局部出现粘连，从而影响卵巢功能。

但目前大多数研究没有发现切除输卵管后卵巢功能明显下降，比如窦卵泡数目和抗米勒管激素水平在术前和术后没有明显变化。因此，对于有指征的患者，比如异位妊娠无法保留输卵管或者输卵管病变严重建议切除输卵管者，切除过程中会尽量贴近输卵管一侧切断输卵管系膜，最大限度地减少卵巢损伤。

Q: 生殖器官结核对输卵管的损伤能恢复吗?

结核对输卵管的损伤一般很难恢复。

生殖器官结核最常见的发病部位为输卵管，95% ～ 100% 的患者会出现输卵管损伤。生殖器结核患者往往输卵管的壶腹部显示出最早的变化，纤维化后会变得肿胀，伞端外翻呈烟斗嘴状；浆膜面可见多个粟粒样结节，管腔内充满干酪样坏死。由于输卵管管腔阻塞、输卵管周围粘连及黏膜纤毛被破坏，输卵管僵硬、蠕动受限，丧失其运输功能，可引起不孕。

在原发性不孕患者中生殖器结核常为主要致病原因之一。由于结核杆菌对输卵管黏膜的严重破坏，一旦被诊断为输卵管结核，生殖手术预后极差，建议切除病变的输卵管，除外宫腔结核后尽快行辅助生殖治疗。

Q: 严重输卵管纤毛损伤是什么样的?

输卵管纤毛明显稀疏甚至缺失意味着输卵管病变严重。输卵管纤毛是输卵管管腔内的绒毛状组织，输卵管通过纤毛摆动和输卵管肌层蠕动起到运输配子和受精卵的作用。纤毛损伤会导致不孕症和宫外孕风险增加。如果腔镜下观察输卵管纤毛明显稀疏甚至缺失，管壁多发粘连或形成瘢痕，往往提示输卵管病变严重，保留价值不大，需要切除或者结扎病变严重的输卵管。

Q: 生化妊娠损伤输卵管和子宫吗?

生化妊娠一般不会损伤输卵管和子宫。

生化妊娠，即没有临床妊娠，属于极早期自然流产，是指精卵结合成受精卵，但受精卵并没有成功在子宫着床，超声看不到孕囊，只有查血 hCG 或者测早孕试纸发现怀孕。生化妊娠一般没有临床症状，仅仅表现为月经推迟。生化妊娠主要由胚胎质量、母体宫腔环境及其他疾病等原因导致。生化妊娠不需要手术操作，一般也不会损伤输卵管和子宫。偶尔一次生化妊娠不需要特殊检查，但如果频繁出现生化妊娠需要查找原因。

Q: 输卵管损伤对试管婴儿有影响吗?

如果输卵管损伤导致输卵管闭锁形成积水会对试管结局有影响。

轻度输卵管损伤一般不会对试管婴儿结局造成不利影响，但如果病变严重导致输卵管闭锁形成可见积水，会影响试管婴儿结局。原因可能是机械冲刷作用、胚胎毒性作用等。未处理的输卵管积水对试管婴儿结局的影响，主要表现为妊娠率降低约 50%，自然流产率增加 2 倍以上。因此，如果进行试管婴儿前超声发现输卵管积水，建议胚胎冷冻，处理好输卵管积水问题后再进行胚胎移植。

Q: 切除输卵管对身体有损伤吗?

切除输卵管一般对身体损伤不严重，但会降低自然妊娠率。

女性可能因各种原因需要切除输卵管，比如输卵管宫外孕、输卵管积水等病变严重无法保留。一般来说，即使切除一侧输卵管，如果对侧输卵管功能良好，仍然有很大概率能够自然怀孕，但如果双侧切除或者对侧没有功能，术后就无法自然妊娠，只能选择试管婴儿。切除输卵管理论上可能损伤部分供应卵巢的血管，导致卵巢功能下降，但大部分研究没有发现切除输卵管后卵巢功能明显下降。因此切除输卵管对身体并没有严重损伤。

而且目前有观点认为，输卵管是卵巢恶性肿瘤的发源地，因此有的妇科肿瘤医生甚至建议对完成生育要求的女性，行妇科手术的同时可以预防性切除双侧输卵管。

Q: 子宫肌瘤开腹会损伤输卵管吗?

子宫肌瘤开腹手术一般不会损伤输卵管。子宫肌瘤如果合并月经量过多所致的贫血症状，以及排便困难、排尿困难等压迫症状时，需要手术切除肌瘤。手术方式可以选择开腹或者腹腔镜手术。开腹手术适用于多发肌瘤、子宫体积大等情况。开腹手术步骤是切开子宫肌层，剥除肌瘤后再予以创面缝合，一般不会损伤输卵管。

但是，如果子宫肌瘤正好位于输卵管进入子宫的入口处，术中损伤和手术后形成瘢痕组织就有可能造成一侧输卵管的堵塞。

开腹肌瘤术后如果形成盆腔粘连，可能会累及输卵管导致输卵管周围粘连，可以在手术中放置防粘连材料作为预防手段，术后也需要积极预防感染。肌瘤切除术后需要遵医嘱避孕3个月到1年。

Q: 盆腔炎发病多久会损伤输卵管?

急性盆腔炎治疗不及时，发展为慢性盆腔炎就会导致输卵管损伤，最快 1 个月内就会发生。

盆腔炎是导致输卵管性不孕症的重要致病因素之一，会导致输卵管炎、输卵管积脓、输卵管卵巢炎等。炎症损害输卵管腔内的纤毛细胞，导致伞端粘连、闭锁，影响卵子拾取、运输及受精卵运输，也会导致输卵管周围粘连形成，影响输卵管蠕动功能。

急性盆腔炎治疗不及时，病变继续发展为慢性盆腔炎，就可能导致输卵管不可逆损伤。因此强调，如果发现急性盆腔炎应该规范足量抗生素治疗 2 周，以预防输卵管损伤的发生。

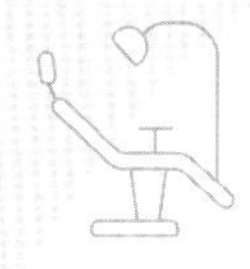

第六章

宫腔异常与宫腔镜检查

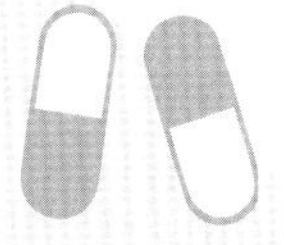

Q: 什么情况下需要进行宫腔镜检查?

宫腔镜检查的手术适应证包括异常子宫出血、宫内占位性病变、影响宫腔形态的子宫肌瘤、宫内节育器异常及宫内异物、不孕、宫腔粘连、子宫畸形、宫腔影像学检查异常、宫腔内异物、与妊娠相关的宫腔病变、子宫内膜异常增生、子宫内膜癌、宫颈癌手术前病变范围探查及镜下取活检、幼女阴道异物及异常排液等。出现以上情况的女性患者均可行宫腔镜检查。

Q: 宫腔镜检查应该在月经的什么时期做?

除特殊情况外，宫腔镜一般应选择患者月经干净 1 周内，即早卵泡期进行。此时子宫内膜处于增生早期，内膜薄，黏液少，不易出血，且宫腔内病变容易暴露，观察满意。

对不规则出血的患者除外妊娠，止血后任何时间都可以检查，若在子宫出血时进行检查或操作，可酌情给予抗生素预防感染。

若术前已进行药物预处理，完成预处理后即可进行手术。

如果需要提供种植窗期内膜的信息，宫腔镜也可选择在排卵后 5 ～ 7 天，也就是月经前 7 ～ 9 天做。

Q: 白带常规异常能做宫腔镜吗?

宫腔镜检查前一般需要行阴道白带常规检查。白带常规检查是妇科常见的一种检查，主要检查内容包括阴道 pH、阴道清洁度、阴道微生物及线索细胞等，以此来判断女性是否存在白带异常。由于宫腔镜属于逆行操作，存在上行感染的风险，如果白带常规提示存在阴道炎症，则不建议行宫腔镜检查，需治疗炎症后再行宫腔镜检查或手术。

Q: 宫腔镜检查前能否同房?

这是很多患者关心的问题。如果在宫腔镜检查前同房可能引起炎症，炎症可能通过宫颈逆行感染，引起子宫内膜炎、宫体炎，甚至盆腔炎。而且术前同房有可能怀孕，造成宫腔镜检查的困扰。所以，一般宫腔镜检查前是严禁同房的。

宫腔镜检查数日内可有低热，术后 1 周内有少量出血，同房亦增加宫腔感染的风险，所以术后也需要禁止同房 2 周。

Q: 宫腔镜都可以看到什么?

在宫腔镜直视下可以看到放大后的整个下生殖道，包括阴道、宫颈管；膨宫后可以看到整个宫腔内壁，包括宫角部位的两个输卵管开口。正常子宫的形态是倒三角形，宫腔镜可以查看阴道、宫颈、子宫有没有发育畸形、是否存在异物，以及子宫腔内是否有纵隔、子宫内膜是否粘连、双侧输卵管的开口是否正常、是否存在子宫内膜占位性病变（如子宫内膜息肉、黏膜下肌瘤及其他病变等），并能对子宫内膜厚度及异形血管进行评估。

Q: 宫腔镜检查可以解决什么问题?

宫腔镜检查可以帮助诊断和治疗子宫内膜息肉、子宫黏膜下肌瘤、部分突向宫腔的肌壁间肌瘤等，同时可以进行宫腔粘连分离、子宫内膜切除、子宫纵隔切除、宫腔内异物取出（如嵌顿的节育器及流产残留物）等。宫腔镜引导下还可行输卵管插管通液、注药及绝育术。对于异常子宫出血，宫腔镜检查还可以明确病因。对于超声检查有异常宫腔回声及占位病变者，宫腔镜可以起到检查、诊断和治疗的作用。对于复发性流产，宫腔镜检查可以明确宫腔的形态有无异常及内膜有无炎症等。

Q: 宫腔镜检查有没有并发症?

宫腔镜是对子宫腔内疾病进行诊断和治疗的先进设备，它能清晰地观察到宫腔内的各种改变，明确做出诊断。但是宫腔镜也存在手术并发症，主要表现在以下几个方面。

（1）子宫损伤、子宫穿孔：引起子宫穿孔的高危因素包括宫颈狭窄、宫颈手术史、子宫过度屈曲、宫腔过小及施术者经验不足等。

（2）出血：宫腔镜手术术中出血的主要原因是子宫内膜下方肌层组织破坏较深。出血的高危因素包括子宫穿孔、动静脉瘘、胎盘植入、宫颈妊娠、剖宫产瘢痕妊娠和凝血功能障碍等。

（3）灌流液过量吸收综合征：宫腔镜手术中膨宫压力与使用非电解质灌流介质可使液体介质进入患者体内，当超过人体吸收阈值时，可引起体液超负荷及稀释性低钠血症，并引起心、脑、肺等重要脏器的相应改变，出现一系列临床表现，包括心率缓慢、血压升高或降低、恶心、呕吐、头痛、视物模糊、焦躁不安、精神紊乱和昏睡等。如诊治不及时，将出现抽搐、心肺功能衰竭甚至死亡。

（4）气体栓塞：手术操作中的组织气体和外部环境空气可能

经过宫腔创面开放的血管进入静脉循环，导致气体栓塞。气体栓塞发病突然、进展快，早期症状如呼气末二氧化碳分压（PCO_2）下降、心动过缓、血氧分压（PO_2）下降及心前区闻及大水轮音等；继之血流阻力增加、心输出量减少，出现发绀、低血压、呼吸急促、心肺功能衰竭而死亡。

（5）其他：另有术后感染、宫腔内膜受损、宫腔粘连可能。

Q: 宫腔镜手术并发症如何治疗?

宫腔镜有一些手术并发症，在尽力避免的同时，处理及时也是关键。

对于出血者，减少出血的对策包括术前药物预处理（缩宫素及止血药物的应用）、宫腔球囊压迫、联合腹腔镜监护及预防性子宫动脉阻断等。处理方案依据出血量、出血部位、出血范围和手术种类确定。

对于子宫穿孔者，首先查找穿孔部位，确定邻近脏器有无损伤，探查时可辅助使用缩宫素及抗生素进行观察；穿孔范围大、可能伤及血管或有脏器损伤时，应立即行腹腔镜或开腹探查并进行相应处理。

对于灌流液过量吸收者应吸氧、利尿、治疗低钠血症、纠正电解质紊乱和水中毒，处理急性左心功能衰竭、防治肺水肿和脑水肿。

对于气体栓塞者，应立即停止操作、正压吸氧、纠正心肺功能衰竭；同时，输入生理盐水促进血液循环，放置中心静脉导管，监测心肺动脉压。

医生应严格掌握宫腔镜手术适应证，生殖道感染急性期禁忌手术；手术中谨慎操作，避免子宫内膜受损。

Q: 宫腔镜检查会不会影响月经？

常规的宫腔镜检查一般是不会影响月经的。因为它是通过宫颈将宫腔镜置入子宫，观察子宫内膜、宫颈管、输卵管开口这些具体情况。如果不需要刮宫，直接取出就行，对子宫及内膜创伤非常小。

如果是有息肉或病变的情况下，需要做病理活检，可能会有出血、感染的现象，导致月经不调，但是这种情况是很少出现的。

Q: 做试管婴儿前是否需要做宫腔镜检查？

做试管婴儿前不建议常规进行宫腔镜检查。如果 B 超没有发现宫腔异常，不建议在胚胎移植前做宫腔镜。因为现在有比较确切的证据证明，B 超正常的患者移植前做宫腔镜，并不会提高移植的成功率和活产率。

但是如果 B 超发现有宫腔内异常，比如宫腔内的回声团、内膜形态不好或者子宫内膜过薄，就需要做宫腔镜检查，排除一些宫腔病变，比如内膜息肉、黏膜下肌瘤或者宫腔粘连，以免造成移植失败。此外，如果患者有两次或两次以上移植优质胚胎失败的情况，建议可以行宫腔镜检查进行诊断和治疗。

Q: 检查输卵管能否用宫腔镜?

一般通过放射造影、超声造影来了解输卵管的通畅度及周围的弥散情况。宫腔镜也能进行输卵管检查，但只能检查输卵管近端及开口情况，不能检查壶腹部及伞端情况。

宫腔镜检查一般是从宫颈口进入宫腔，找到两个输卵管开口，沿着输卵管开口用消炎药、地塞米松、美蓝液等药物通液。当输卵管通畅时，药液会随着输卵管进入人体。如果通入药液时阻力越来越大，则应考虑远端积水或远端包裹性积液，此时应停止通液。

Q: 宫腔镜能否检查出输卵管积水?

单纯宫腔镜检查无法明确诊断输卵管积水，腹腔镜联合宫腔镜输卵管插管通液可以准确地判断输卵管的通畅性、蠕动功能和梗阻的部位与程度。宫腔镜、腹腔镜联合使用可明显降低输卵管阻塞的误诊率，且腹腔镜直视下可同时监视导管内导丝的走向，避免子宫、输卵管穿孔及周围脏器、血管等组织损伤，有利于减少手术并发症；腹腔镜下可同时探查子宫、输卵管、卵巢外观，分离输卵管与周围组织粘连，去除子宫内膜异位病灶、卵巢囊肿等，提高术后患者的妊娠率。

Q: 能否通过宫腔镜做结扎手术?

宫腔镜目前被认为是近端输卵管闭塞的一种替代治疗选择，适用于盆腔粘连较重或者因其他因素不适合进行腹腔镜或开腹手术的患者。器械包括 Essure 和 Adiana，但迄今为止仅前者曾被用于输卵管近端栓堵。

Essure 是 2002 年经美国食品药品监督管理局批准投入临床的一种类似螺旋弹圈的永久性避孕器，其材料中的涤纶纤维会引发局部炎症反应导致输卵管近端纤维化，达到输卵管结扎的效果。宫腔镜 Essure 放置可提高输卵管积水患者体外受精率，但与腹腔镜手术相比，其流产率增加，临床妊娠率降低，故不推荐作为首选方案。且因其引起腹痛、脓肿、移位、断裂等并发症及较低的活产率问题已于 2017 年停产。故宫腔镜治疗近端栓堵还存争议，栓堵的材料也需要研究和改善。

Q: 备孕期做宫腔镜检查打麻药是否有影响?

宫腔镜麻醉用药通常为咪达唑仑、瑞芬太尼、丙泊酚、依托咪酯，也会用到羟考酮和艾司氯胺酮，这些药物均为孕妇禁用或者是不推荐使用的。但是这些药物均起效快、代谢快，24 小时后基本可以完全代谢。所以如果不在手术周期妊娠的话，应该对备孕没有影响。

Q: 不明原因出血要做宫腔镜检查吗?

当女性出现异常子宫出血时，首先应该做妇科检查了解出血部位，如为宫腔来源则应行彩超了解子宫内膜及盆腔的情况并行内分泌检查。如果超声显示子宫内膜有异常，在这种情况下是需要再做宫腔镜检查的；如果没有提示异常，一般是不需要做的。

异常子宫出血也分为生理性和病理性，生理性的异常子宫出血指的就是在排卵期出血，这种情况一般是比较轻微的，适当调理即可恢复。然而病理性的异常子宫出血是由各种各样的疾病引起的，这种情况需要及时治疗，有些需要使用激素类的药物治疗，有些甚至需要手术治疗。

Q：子宫内膜息肉影响怀孕吗？

子宫内膜息肉是一种妇科常见病，是突出于子宫内膜表面的良性增生物，可能为单发或多发，大小几毫米到几厘米不等。有证据表明子宫内膜息肉是雌激素相关病变，患病率随年龄增长而增加。

子宫内膜息肉可导致子宫不规则出血、子宫内膜炎性反应、阻碍精子运输、影响胚胎着床、干扰正常内分泌功能、抑制精子与透明带结合和增加糖肽浓度，从而导致不孕。研究发现不孕症患者子宫内膜息肉发生率可高达 41%。

所有的子宫内膜息肉都会导致不孕吗？研究发现，小于 1.5 cm 的息肉似乎不影响胚胎着床。但这也与息肉的位置有关，如在输卵管开口位置的息肉就会影响怀孕，应给予积极治疗。

Q：子宫内膜息肉多大可以做宫腔镜手术？

在无症状患者中子宫内膜息肉通常小于 10 mm，对于这类患者，可以考虑先观察，因为月经周期后 27% 的患者子宫内膜息肉会消失。如果子宫内膜息肉超过 15 mm 则不太可能自发消失，建议手术。

研究发现子宫输卵管交界处息肉切除可能会增加妊娠率，同时建议行辅助生殖技术前进行宫腔镜检查及治疗，子宫内膜息肉切除术较为安全有效。

Q: 宫腔镜电切或多次检查会不会损伤内膜?

有人担心宫腔镜电切子宫内膜息肉会破坏子宫内膜，影响以后妊娠。其实子宫内膜息肉切除术只是为了切除增生的息肉部分，一般不会破坏子宫内膜基底层。基底层是子宫内膜再生的根基。电切术是相对安全的治疗手段。因此建议合并子宫内膜息肉的不孕症患者在助孕前应先行宫腔镜下息肉切除，提升自然怀孕及辅助生殖助孕的成功率。子宫内膜有无损伤完全看基底层是否被破坏，与宫腔镜检查次数无关。

Q: 宫腔镜切除子宫内膜息肉会不会复发?

研究显示，子宫内膜息肉经宫腔镜切除后 5 年的复发率约为 20%，一生中总体的复发率高达 50%。也就是说，约半数患者经过治疗后依然可能再次患病。而肥胖、子宫内膜异位症患者的患病率及复发率均升高（这两者是该病的高危因素）。因此，有子宫内膜息肉病史，尤其是有肥胖、子宫内膜异位症高危因素的患者，应定期复查。

Q: 怎样可以抑制子宫内膜息肉复发?

子宫内膜息肉是一种良性病变，预后良好，但是容易复发。有生育要求或者未完成生育计划者，建议选用孕激素周期性撤退的治疗方式。如果子宫内膜息肉得到抑制，患者应尽快完成生育计划。

没有生育要求的患者，如果是育龄期的女性，可在医生的建议指导之下服用短效的避孕药。也有一些研究建议通过放置含有左炔诺孕酮的宫内节育器来预防子宫内膜息肉复发，同样能达到比较满意的治疗效果。

Q: 不做宫腔镜检查怎么判断宫颈是否粘连?

宫颈粘连是指宫颈管黏膜受损伤后粘连致宫颈管狭窄或闭锁。因粘连程度与范围不同，可引起宫腔分泌物或经血流通不畅甚至完全受阻，导致宫腔积液、经血潴留，从而发生痛经、隐性闭经，继发感染可致宫腔积脓。

根据临床表现，如小腹疼痛、月经异常，宫颈完全粘连者可出现闭经，宫颈部分粘连者则表现为月经过少但月经周期正常、不孕等。

辅助检查如超声检查提示宫腔暗区；子宫探针检查时探针插入宫颈内 1 ～ 3 cm 处即有阻力感或探针无法插入，则说明可能有宫颈粘连。

宫腔镜检查可了解有无宫颈粘连，并确定粘连部位、范围及程度，但如不行宫腔镜检查也可通过症状及 B 超判断宫颈是否粘连。

Q: 诊断宫腔粘连是否必须做宫腔镜检查?

如果宫腔镜手术后月经量减少，超声提示子宫内膜薄或者内膜中断，则宫腔粘连的可能性非常大，需要宫腔镜来辅助确诊。

宫腔粘连增加不孕发生率，在诊断过程中需要对其严重程度进行分级，子宫内粘连的严重程度分为轻度、中度、重度：轻度，25% 以下的子宫腔有薄的或薄膜状的粘连；中度，25% ～ 75% 的宫腔存在粘连，宫口和宫底部分闭塞；重度，75% 以上的宫腔存在厚壁样粘连。

Q: 宫腔粘连能治好吗?

宫腔粘连是否能治好主要取决于它的严重程度，比较轻度的宫腔粘连治疗后基本可以恢复；严重的宫腔粘连可能只有改善的效果，完全治愈的可能性比较低。

Q: 宫腔镜手术如何避免宫腔粘连?

当宫腔内手术操作破坏了大面积的内膜基底层，而子宫底部及双侧输卵管开口的内膜被破坏的同时又合并术后感染，则可能继发宫腔粘连，故手术需尽量减少基底层破坏。

目前宫腔镜手术中进行宫内操作及术后处理技术包括：放置宫内节育器、放置 Foley 球囊，以及宫腔内应用改良透明质酸、透明质酸钠凝胶或羧甲基纤维素钠凝胶。

还有其他干预措施，如应用抗生素，使用含有雌激素 / 细胞因子的宫内节育器，或者使用干细胞，目前尚缺乏支持其临床常规应用所需的证据。

Q: 宫腔粘连手术要做几次?

有些宫腔粘连非常严重，没有办法一次做到位，直接做到位可能有子宫穿孔等风险。所以严重的宫腔粘连需要做几次手术，术后还要复查粘连有没有完全分解到位及是否粘连复发。

Q: 宫腔粘连分解术后怎样预防粘连复发?

宫腔镜术后防止粘连复发的常见方法如下。

（1）使用透明质酸钠凝胶：临床上常用的分别为 2.5 mL 和 5 mL 的制剂。注射进宫腔后 1 ～ 2 周即可吸收，期间可以起到屏障作用，防止宫腔再粘连。

（2）使用球囊：粘连严重的患者可以宫腔留置球囊，包括 Foley 球囊、普通尿管球囊，甚至放三角形的球囊，将管中放入水或空气后放入宫腔，起到物理阻隔的作用。

（3）使用雌激素：根据不同的情况，选择不同的雌激素治疗方案，促进子宫内膜生长修复。雌激素可使子宫内膜快速修复、生长，再配合物理或者药物阻隔方法，尽量防止宫腔再粘连。另外定期复查宫腔镜，膨宫的压力及水流可以起到预防宫腔粘连的作用。宫腔镜复查可以检查宫腔是否有再次粘连并再次治疗。

Q: 宫腔粘连做完宫腔镜手术是否需要复查?

进行宫腔镜手术时可放置宫内节育器、宫腔球囊、透明质酸钠凝胶等预防粘连复发，无论是否放置宫内节育器或宫腔球囊，建议宫腔镜宫腔粘连松解术后进行雌孕激素联合治疗 1 ～ 3 个月。

宫腔粘连做了宫腔镜手术以后一定要去医院进行复查，因为宫腔粘连术后，有可能会发生再次粘连，也有可能会发生感染，所以宫腔镜复查很重要。宫腔镜复查可以检查子宫内膜恢复情况，及时发现再次粘连，并手术予以分离；如复查无粘连，有生育要求者可尽早试孕。

Q: 宫腔镜能否查出子宫内膜炎?

有报道认为慢性子宫内膜炎与不孕、反复自然流产及着床失败有关，慢性子宫内膜炎常没有症状，需要依靠宫腔镜、组织病理学、病原菌培养来诊断。宫腔镜是诊断慢性子宫内膜炎的主要方法之一，其特征性的表现包括微息肉（< 1 mm）、内膜水肿和散在出血点。病理诊断主要为子宫内膜的浆细胞浸润或检测指标CD138 阳性。目前慢性子宫内膜炎最敏感的检出方法是宫腔镜检查。

Q: 宫腔镜切除黏膜下肌瘤会不会导致不孕?

黏膜下肌瘤因凸向宫腔的部分不同而分为 3 种类型：0 型：子宫肌瘤完全位于宫腔内，有蒂或者无蒂；1 型 : 无蒂，小于 50% 的肌瘤位于子宫的肌层内，大部分突向宫腔；2 型：无蒂，大部分子宫肌瘤位于肌层内，小于 50% 的肌瘤突向宫腔。宫腔镜切除 0 型和 1 型黏膜下肌瘤对子宫和子宫内膜的影响不大，但是切除 2 型黏膜下肌瘤时不仅对子宫内膜有影响，还有可能无法一次切除干净。

所以宫腔镜在切除 2 型黏膜下肌瘤时创面较大且有宫腔粘连的风险，会影响妊娠，导致受孕能力下降。而且黏膜下肌瘤均有复发的可能，术中不能识别的黏膜下小肌瘤也可能快速生长，使复发率增加，从而影响怀孕。

Q: 什么样的子宫肌瘤适合做宫腔镜手术？术后多长时间可以妊娠？

在子宫肌瘤引起不孕的患者中，黏膜下肌瘤引起的不孕占绝大多数。黏膜下子宫肌瘤导致不孕的可能机制包括：影响内分泌功能的正常模式；子宫内膜变形；子宫收缩功能失调；输卵管口变形或阻塞；慢性子宫内膜炎症；子宫血管异常；子宫内膜容受性受损；由于黏膜下子宫肌瘤上方或对侧的黏膜萎缩或静脉扩张导致胚胎植入失败。因此，黏膜下子宫肌瘤的妊娠丢失率经常超过 70%。

有黏膜下肌瘤的患者，尤其是 0 型和 1 型患者，一般建议直接采用宫腔镜下子宫肌瘤切除术；如果黏膜下肌瘤较大者，也可以先使用药物使肌瘤变小再进行宫腔镜手术。

如果子宫黏膜下肌瘤宫腔镜手术后无切口缝线，无不良反应、血肿、感染和二次手术，一般建议术后避孕 3 ～ 6 个月。

Q: 如何预防宫腔镜术后感染？

宫腔镜术后感染绝大多数为阴道内寄生的潜在病原菌所致的内源性感染，一般为多种细菌混合感染，且不同细菌间有协同致病作用。但多数感染是可以预防的，即使感染不可避免，采取措施也可减轻感染程度。首先，可预防性使用抗生素；其次，应严格消毒器械，严格无菌操作。

另外，生殖器炎症、营养不良、贫血、糖尿病等或抵抗力弱，均是导致感染的潜在因素，术前应及时发现并加以处理。

Q: 宫腔镜手术后的日常生活应注意什么？

宫腔镜术后要注意的事情：①术后1个月内要禁止性生活，并且禁止盆浴、阴道冲洗，可行淋浴；②术后需进行1周的抗炎、抗感染药物治疗，口服或静脉输液均可；③尽量少吃辛辣刺激性食物，多吃奶类、肉类，注意营养均衡；④保持外阴的清洁干燥，术后1～2周内可能有少量阴道出血，这是正常现象，不用太担心，但如果术后流血量多或者腹痛剧烈，需尽快于医院就诊。

Q: 门诊宫腔镜检查与宫腔镜手术的区别是什么？

宫腔镜属于一种内窥镜系统，可进行病理检查，也可直接进行手术治疗。

宫腔镜检查时间较短，通常在门诊进行，更多的是诊断作用；而宫腔镜手术操作复杂，通常用作是治疗，需要在住院部进行。

宫腔镜检查所用的宫腔镜直径比较小，痛苦也比较少，一般不需要麻醉；而宫腔镜手术一般使用的宫腔镜直径较大，需要扩张宫颈，一般用于子宫内膜息肉切除、子宫黏膜下肌瘤切除、宫腔粘连分离及不孕症的检查等。

Q: 试管婴儿反复种植失败时需要进行宫腔镜手术吗？

反复种植失败（repeated implantation failure，RIF）的定义为经过2～6个移植周期，移植≥10个高质量胚胎仍未妊娠。RIF的原因除了胚胎质量、免疫因素外，宫腔因素也不容忽视。宫腔镜检查是唯一能够在直视下检查子宫内膜生理与病理改变的方法，对宫腔内的占位病变和子宫内膜的形态学异常具有很好的识别性。文献报道 RIF 宫腔异常发生率为 36% ～ 45%。宫腔镜手术通过去除子宫内膜息肉、黏膜下肌瘤等占位性病变，分离宫腔粘连，增加宫腔容积和内膜下血流，可提高子宫内膜容受性。

目前的观点认为超声检查正常的 RIF 患者，宫腔镜检查并不能提高临床妊娠率和降低流产率，不推荐对此类患者进行宫腔镜检查；而超声检查异常的 RIF 患者，宫腔镜手术可改善临床妊娠结局。

Q: 宫腔镜可以治疗子宫腺肌症吗?

宫腔镜不能治疗子宫腺肌症。

子宫腺肌症是指子宫内膜（包括腺体和间质）侵入子宫肌层生长而产生的病变。同时伴随周围肌层细胞的代偿性肥大和增生。本病包括两种形态：一种是病变弥散在子宫肌层，即通常所说的“子宫腺肌症”；另一种是病变在子宫肌层内，表现为局限性的结节状，称为“子宫腺肌瘤”。也就是说，子宫腺肌症的病变部位在子宫肌层，而宫腔镜可以观察到的是宫腔内的子宫内膜层。如果我们把子宫比喻成一个房间，子宫腺肌症发生在墙壁中，而宫腔镜只能看到墙表面的壁纸。虽然，宫腔镜可以从“壁纸”也就是内膜外观变化上推测出是否有子宫腺肌症，但是这种情况并不多见。

Q: 子宫纵隔需要行宫腔镜手术吗?

子宫纵隔是由于米勒管发育异常形成的，发生率为 1% ~ 2%。关于子宫纵隔的诊断和分类，美国与欧洲标准不同。子宫纵隔的诊断以超声、磁共振成像及宫腔镜结果为主。很难判定子宫纵隔与不孕的关系。所以，如果可以自然妊娠和分娩，不需要处理子宫纵隔。但是，如果进行人工辅助生殖治疗，切开子宫纵隔利于胚胎着床，能降低流产率。

Q: 子宫纵隔术后需要间隔多长时间妊娠?

子宫纵隔切开术后需要间隔多长时间妊娠，主要依据术中切开的程度及术后复查 B 超或磁共振成像的情况。如果仅切开子宫纵隔部分，未切开子宫肌层，不需要间隔月经周期，下一次月经周期即可妊娠；如果切开部分子宫肌层，需要间隔 3 个月再妊娠。无法获知前次手术具体情况时，三维 B 超或磁共振成像检查也可以帮助评估子宫情况，推测合适的间隔时间。

Q: 如果怀疑宫腔内膜癌变能否做宫腔镜检查?

宫腔镜可以帮助确诊子宫内膜癌，但在做宫腔镜之前做个磁共振成像检查更稳妥。在不孕患者中，育龄期女性居多，子宫内膜增生的发生率不高，内膜癌的发病率更低。2014 年 Nandedkar 完成了一项 2080 例不孕妇女的内膜组织形态学研究，发现子宫内膜增生仅占 1.10%。

如果患者存在子宫内膜癌高风险因素，如肥胖、糖尿病和高血压，同时有子宫内膜癌血清标志物 CA125、CA19-9、CEA、

HE4 的升高，并伴有不规则出血的症状，那就要警惕子宫内膜癌的发生了。经过宫腔镜的保守手术再辅以大剂量黄体酮持续治疗后，仍有机会自然妊娠或者通过辅助生殖技术妊娠。

Q: 做宫腔镜手术可以看出是否有癌变吗?

在进行宫腔镜手术时，如果观察到一些特殊的子宫内膜形态，如非典型血管、广泛不规则子宫内膜增厚、扩张的腺管开口、破碎的子宫内膜赘生物、多发性子宫内膜息肉、不规则形状息肉、脑样和树枝样组织、不规则子宫内膜颜色改变等，要警惕子宫内膜癌的可能了。

Q: B 超提示宫腔内有异常回声时，需要做宫腔镜检查吗?

B 超对子宫内膜的检查是很敏感的，如果出现宫内回声异常，要详细回顾之前的宫腔操作史、有无异常出血史，如果没有异常出血，可以在下个周期复查 B 超。B 超往往可以检查出宫腔异物，如残环、胚物残留等。如果 B 超反复提示宫内回声异常，可以进一步行宫腔镜检查。

Q: 反复自然流产是否需要行宫腔镜检查?

反复自然流产是指连续两次怀孕在同一妊娠周发生自然流产的现象，其病因比较复杂，包括遗传、解剖、内分泌、感染、免疫及血栓前状态等。宫腔镜可以检查其中的解剖因素，可以发现子宫畸形、宫腔粘连、子宫黏膜下肌瘤等。

Q: 胚物残留时选择刮宫还是宫腔镜检查?

胚物残留是指在流产或分娩后胚胎组织或胎盘组织仍残留在子宫内的情况。胚物残留可能继发于人工流产、药物流产、自然流产，也可能发生于自然分娩或剖宫产术后。胚物残留的发病与宫腔操作、高剖宫产率、孕早期黄体酮的使用、感染、流产等密切相关。其短期并发症包括出血及感染，长期并发症则主要为宫腔粘连。

需要注意的是，由于胚物残留患者子宫柔软，宫颈口较松，使用宫腔镜可能增加感染、穿孔、高灌注等并发症的发生率，并且可能会操作困难，增加宫腔镜手术时间，丰富的血流可能增加灌流液的吸收、空气栓塞、术后感染，甚至脓毒血症的发生概率。但对比清宫手术，胚物残留患者行宫腔镜手术后宫腔粘连尤其是严重宫腔粘连发生率低，妊娠率升高。文献报道自然流产一次清宫术后宫腔粘连发病率为 20%；两次清宫后为 40%，严重粘连发生率高达 30%。

Q: 宫腔镜可以检查宫颈吗?

宫腔镜从宫颈外口进入宫颈管，可以观察到宫颈管内的形态，发现宫颈管内的息肉、宫颈腺囊肿，也可以观察到宫颈内口通向宫腔处有没有粘连。但如果是宫颈发生细胞水平的病变，需要进行宫颈癌筛查中的液基细胞学检测（TCT），宫腔镜是无法完成的。

Q: 宫腔镜可以治疗前次剖宫产瘢痕憩室吗?

剖宫产瘢痕憩室是指剖宫产后子宫的切口处愈合后出现与宫腔相连的凹陷，B 超检查可以发现剖宫产瘢痕憩室。如果其伴随异常阴道流血、经期腹痛及不孕等表现，可以行宫腔镜手术检查；如果憩室内有子宫内膜样组织，宫腔镜可同时手术治疗；也可以打开憩室的部分下缘，使宫内经血的流出道更通畅。但宫腔镜手术无法加固瘢痕处组织，只能缓解症状。

Q: 子宫畸形可以行宫腔镜手术纠正吗?

部分子宫畸形是可以通过宫腔镜手术纠正的，如子宫纵隔、“T”型子宫。而双角子宫、单角子宫和幼稚子宫等子宫畸形无法通过宫腔内矫形。

扩大子宫矫形术是在子宫侧壁上切开 3 mm 深的纵向切口，术后宫腔容积增大，但对生育结局的直接影响尚需充分研究进行证实。

Q: 宫腔镜检查可以直接诊断子宫内膜结核吗?

宫腔镜检查不能直接诊断子宫内膜结核，需要组织病理学证实才能诊断。宫腔镜检查有助于发现子宫内膜结核引起的宫腔粘连。对于子宫内膜结核，宫腔镜检查的同时行组织病理学检查，两者诊断一致率为 46.7%。

Q: 宫内节育器取出需要用宫腔镜吗?

绝大多数患者取出宫内节育器的时候都不用宫腔镜。

只有前次取出宫内节育器失败、术前检查提示宫内节育器异位或此次取出宫内节育器困难时可应用宫腔镜。这样可以明确宫内节育器的位置，在宫腔镜手术器械的帮助下取出宫内节育器。

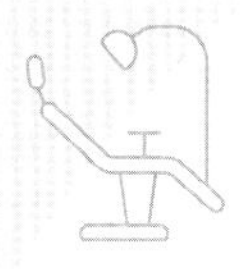

第七章

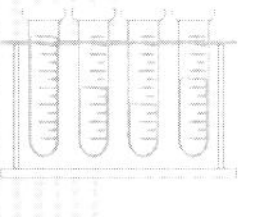

子宫内膜薄

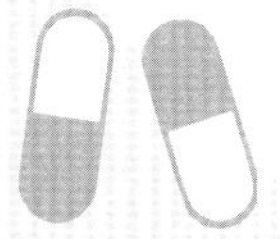

Q: 什么是子宫内膜薄？为什么会子宫内膜薄？

子宫内膜薄是指在排卵前后子宫内膜厚度小于 8 mm。很多原因可能会导致子宫内膜薄，如多次子宫腔内手术导致内膜损伤、宫腔粘连、子宫内膜炎症等。

Q: 子宫内膜薄怎么办？

子宫内膜薄，一般是指辅助生殖的过程中，在卵泡成熟时（B 超提示卵泡直径 1.7 cm 及以上时），子宫内膜的厚度＜ 0.7 cm。此时期一般子宫内膜厚度多为 0.8 ～ 1.2 cm。子宫内膜在此时期越薄，临床妊娠率越低。

子宫内膜薄大部分与既往宫腔操作有关，也与内分泌不正常有关。所以，应该在进行宫腔镜检查前先除外宫腔内粘连，同时检查是否存在子宫内膜炎，还要关注内分泌。

Q: 子宫内膜薄是否能够预防？

想要预防子宫内膜薄，主要是减少不必要的宫腔操作，如做好避孕，减少不必要的流产手术。

Q: 子宫内膜薄有什么症状？

子宫内膜薄的一个比较常见的症状就是月经量变少、月经持续时间变短，尤其是在宫腔操作之后出现了明显的月经量变少。

Q: 子宫内膜薄需要做哪些检查？

需要做 B 超检查及宫腔镜检查。因为宫腔镜可以辨别子宫内膜薄的病因，明确是由炎症还是由损伤引起的，才能针对这些病因进行治疗。

Q: 子宫内膜薄怎么治疗?

如果是因为宫腔粘连导致的子宫内膜薄，需要做手术分解粘连。如果是因为感染（如子宫内膜炎）导致的子宫内膜薄，需要针对病原做抗感染治疗。如果是损伤导致的子宫内膜薄就比较难治疗了，目前的尝试性治疗有宫腔灌注富含血小板的血浆、宫腔注射集落刺激因子、阴道放置西地那非等方法。

Q: 子宫内膜薄能治好吗?

子宫内膜薄是否能治好取决于病因，有一些病因，如子宫内膜炎，有可能治好；有一些病因，如子宫内膜损伤，就非常难治好。

Q: 子宫内膜薄会遗传或传染吗?

子宫内膜薄一般不遗传。子宫内膜薄相关的致病因素主要是损伤、粘连和感染，这三种情况一般是不会传染的。

Q: 子宫内膜薄能治愈吗? 一般多久能治愈?

该病能否治愈取决于发病因素。感染引起的子宫内膜薄一般经 1 ～ 2 周的治疗后会有明显好转。宫腔粘连经过手术后会有一些好转治愈的可能。子宫内膜损伤引起的子宫内膜薄基本很难治愈。

Q: 治疗期间和治疗后的性生活注意事项有哪些？如何避孕？

治疗期间和治疗后注意减少感染的风险，建议手术前、手术后两周和手术期间禁止同房。避孕建议首选隔膜类，如避孕套。

Q: 子宫内膜薄暂时不治疗，会越来越严重吗？

损伤和粘连导致的子宫内膜薄一般不会越来越严重，但是感染导致的子宫内膜薄，有可能变得更严重。

Q: 子宫内膜薄能做运动吗？有必要吃保健品吗？

子宫内膜薄无须静养，可以运动。子宫内膜薄患者没有必要吃保健品，而且就目前的数据来看，吃保健品对子宫内膜薄无益处。

Q: 什么情况容易诱发内膜薄加重？术后生活要注意什么？

感染可能诱发子宫内膜薄的加重。月经量越来越少，预示可能疾病加重了。

术后前几日，患者要注意休息，后续要增强体质，增强免疫力。

Q: 喝豆浆对子宫内膜薄有益吗？

有一些患者受到了错误信息的影响，认为子宫内膜薄应该喝豆浆，其实喝豆浆对子宫内膜薄是无益处的，过量喝豆浆也会加重胃肠道的负担。

Q: 治疗子宫内膜薄，大概需要花费多少钱？

不同原因引起的子宫内膜薄的花费是不同的。

子宫内膜损伤可能需要各种尝试性的治疗方法，它的费用也是不一样的。

一般来说宫腔镜手术一次需要 5000 ～ 8000 元，手术次数和难度系数不同，那么相应的费用也不同。

内膜炎感染应用抗生素的费用取决于用药的时间和具体用药的类型。

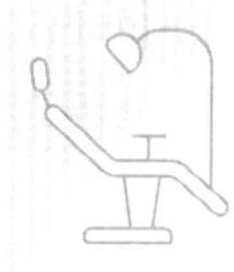

第八章

子宫内膜异位症

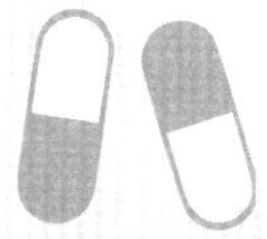

Q: 什么是子宫内膜异位症？

正常的子宫内膜长在子宫腔的“房间”内壁上，如果长在了子宫腔房间的外面就是子宫内膜异位症。

Q: 子宫内膜异位症诱因是什么？

子宫内膜异位症是雌激素依赖性疾病，跟雌激素密切相关。子宫内膜异位的原因有很多，有人认为是子宫内膜有问题，自己长到了外面；有人认为是经血倒流使子宫内膜流到肚子里形成的；还有人认为可能跟遗传、环境等因素有关。

Q: 子宫内膜异位症有什么症状？

子宫内膜异位症一般有三个主要的症状：①痛经，痛经会越来越厉害，甚至需要吃止痛药；②月经量多，月经量超过之前的2倍，出现贫血；③不孕，大约1/3年轻的患者得了这个病会影响怀孕，导致不孕症。

Q: 怎么尽早发现自己得了子宫内膜异位症？

如果痛经症状越来越严重、月经量增多或者备孕1年没怀上，最好到医院检查。子宫内膜异位症的标志物血清CA125检测、妇科检查、阴道超声等是最常用的诊断方法。

Q: 子宫内膜异位症是否能够预防？

目前子宫内膜异位症没有预防的方法。

Q: 子宫内膜异位症对怀孕有什么影响?

子宫内膜异位症可能会影响怀孕的各个环节，包括卵子、子宫内膜、输卵管。子宫内膜异位症可能会影响卵巢的储备功能，使卵子质量下降；影响子宫内膜接受胚胎的能力；影响输卵管的拾卵功能。

Q: 得了子宫内膜异位症需要做哪些检查?

子宫内膜异位症，需要抽血查血清 CA125、妇科检查（检查后穹隆触痛结节）、妇科超声（卵巢有非纯囊肿），如果考虑患者盆腔有严重粘连，还可以做盆腔磁共振成像、CT 检查等。

Q: 子宫内膜异位症怎样治疗?

该病可以进行药物治疗或手术治疗。药物治疗一般使用抑制体内雌激素水平的药物，包括短效口服避孕药，每个月打一次的促性腺激素释放激素激动剂（GnRHa）、孕激素等。手术治疗一般就是把最常见的卵巢中的囊肿剥除，但是需要根据术中情况，术后可能还是需要用药预防复发。

Q: 吃口服避孕药有什么不良反应?

目前临床上用的多数是短效避孕药，此类药物中雌、孕激素的含量都很少，一般影响不大，不良反应很轻微，有少量患者会出现少量阴道出血。

Q: 子宫内膜异位症患者何时需要做手术?

根据患者的年龄和临床需求。如果卵巢肿物长得快，血清CA125超过100，无论年龄多大，都需要手术以排除恶性肿瘤情况。如果患者有生育需求，要根据患者的年龄、男方的精液质量、卵巢的功能决定手术与否。

Q: 子宫内膜异位症手术后怎么预防复发?

如果手术中发现早期子宫内膜异位症，患者又有生育需求，一般建议术后尽快妊娠；如果术中发现子宫内膜异位症严重，一般建议用每个月打一针促性腺激素释放激素激动剂（GnRHa）预防复发。

Q: 子宫内膜异位症患者术后一般需要打几个月的针?

子宫内膜异位症患者术后需要打几针，需要根据术中的情况、子宫内膜异位症的分期决定，一般2～6个月不定。

Q: 子宫内膜异位症患者打针有不良反应吗?

预防子宫内膜异位症复发的针是降低体内雌激素水平的，所以打得越多、时间越长，越可能会出现更年期症状，包括潮热、盗汗、脾气暴躁等。

Q: 子宫内膜异位症能治好吗?

子宫内膜异位症是雌激素依赖性疾病，所以只要有月经，年轻患者便不能治愈。目前，治疗的目的是不影响生活质量。

Q: 子宫内膜异位症会遗传吗?

该病有一定的遗传倾向。

Q: 得了子宫内膜异位症会影响生活质量吗?

如果患者出现严重痛经、月经量多导致贫血、不孕，会影响生活质量。

Q: 子宫内膜异位症容易复发吗?

子宫内膜异位症术后复发的概率是 40% 左右，所以说子宫内膜异位症即使手术也很容易复发。

Q: 子宫内膜异位症复发了怎么办?

该病复发后需根据患者的情况，决定手术治疗还是药物治疗。但是一般子宫内膜异位症术后复发的情况下，盆腔粘连可能比较严重，再次手术需要慎重。

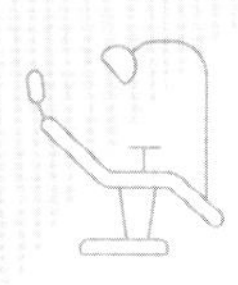

第九章

男性不育症

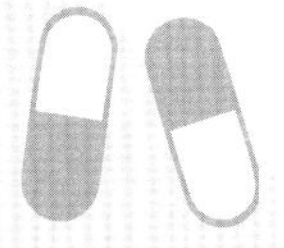

第一节 快速了解男性不育症

Q: 什么是男性不育？

夫妇同居一年以上，进行有规律的性生活，未采取任何避孕措施，但女方一直未能怀孕，其中由于男方原因造成女方不孕的，在临床上称为男性不育。

Q: 男性不育常见原因有哪些？

男性不育的致病因素可以分为三大类：①睾丸前因素：如下丘脑－垂体－性腺轴相关病变、高泌乳素血症；②睾丸因素：如隐睾、染色体异常、精索静脉曲张、感染引起的睾丸炎，以及外伤、高温、辐射等对睾丸造成的损伤等；③睾丸后因素：如附睾梗阻、输精管梗阻、射精管梗阻等。

Q: 怀孕困难时，夫妇双方谁的责任大？谁应该先去医院检查？

怀孕困难时，因男方问题导致不孕的比例约占 1/3，男女都有问题的约占 1/3，总的来说，因男方因素导致不孕不育的约占半数。因此，建议怀孕困难夫妻双方同步检查。

Q: 男性肥胖会导致不育吗？

一方面，男性肥胖容易引起雌激素水平升高，影响男性正常的内分泌功能、性功能及睾丸生产精子的能力；另一方面，肥胖还容易导致阴阜部脂肪堆积，造成阴囊内温度升高，也影响睾丸产生精子，并导致精液质量下降，降低自然怀孕概率，甚至不孕不育。

Q: 手淫会导致不育吗？

不少人都认为手淫“百害而无一利”，实际上手淫并非“一无是处”，适度手淫是有益于身心健康的，并不会导致不育。但不建议频繁手淫，有些成瘾者一日一次，更有甚者一天数次。频繁的手淫会危害身体健康，很容易导致前列腺炎、精囊等器官“超负荷”，引起前列腺炎及精囊炎，严重者可引起勃起功能障碍、射精无力或射精困难。这就有可能导致不孕不育的发生。

Q: 前列腺炎会导致不育吗？

临床上，不育症和前列腺炎都是男性非常高发的疾病，很多不育患者同时伴发前列腺炎，很容易就把前列腺炎与不育直接挂钩。而实际上，前列腺炎导致男性不育的可能性极小，所以有前列腺炎的备孕男性不必过分担心。

Q: 男性长时间禁欲可以增加生育机会吗？

男性长时间禁欲，精液不能规律地排出体外，在生殖道各个部位的精子会出现“阵亡”。这时精子数量并不会随禁欲时间的延长而出现显著增加，并且那些幸存的精子也容易发生老化，受精能力大不如前。这种精子即使面对卵子，恐怕也是“有心无力”。所以说，男性长时间禁欲不会增加怀孕概率。建议每周1～3次性生活。

Q: 隐睾会导致男性不育吗?

睾丸没有待在“空调房”（阴囊）内，而是在“肚子”里安了家，这就是医学上通常说的“隐睾症”。正常情况下，阴囊内的温度比体温低，而睾丸跑到“肚子”里安家了以后，势必受“肚子”里高温的影响而导致睾丸萎缩、睾丸生精功能受损，出现精子数减少或无精子症，严重者可导致睾丸癌变。

Q: 腮腺炎会影响生育吗?

腮腺炎本身并不会影响生育，但腮腺炎多由腮腺炎病毒引起，而人体在感染腮腺炎病毒之后容易并发病毒性睾丸炎。病毒性睾丸炎可引起男性性激素水平紊乱、睾丸正常结构和功能发生改变，严重者甚至引起睾丸萎缩及生精功能障碍，从而导致男性不育的风险大大增加。

Q: 包皮过长会影响生育吗?

包皮本身并不会影响生育，但过长的包皮是容易“藏污纳垢”的场所。这些污垢容易诱发包皮、阴茎头出现炎症，甚至诱发男性生殖系统炎症，可能会影响性生活，严重者可导致尿道口狭窄，影响排精，进而影响生育。包皮和阴茎头炎症还有可能使配偶发生生殖道感染，影响自然怀孕。

Q: 性功能障碍会导致不育吗？

性功能障碍在医学上一般有以下几种类型：性欲障碍，如性欲减退或亢进；勃起功能障碍或异常勃起；射精障碍，如不射精症、早泄等。任何类型的性功能障碍如果影响性生活，甚至不能完成性生活或者不能在阴道内射精，都会导致不孕不育。

Q: 精索静脉曲张会导致不育吗？

精索静脉曲张是指精索内的静脉丛出现异常扩张、迂曲。目前认为精索静脉曲张会影响精子产生及精液质量，是导致男性不育的常见原因之一。临床上常表现为患侧阴囊或睾丸不适、坠胀感或坠痛等，疼痛可向腹股沟区放射，平卧或休息后疼痛症状可缓解；有部分患者可无任何症状，仅在体检时发现；严重者可见到阴囊上出现蚯蚓样包块。

Q: 什么是勃起功能障碍？常见影响因素有哪些？

阴茎无法维持足够的勃起以完成满意的性生活 3 个月以上，临床上称为勃起功能障碍，俗称“阳痿”。常见的影响因素如下。

（1）精神心理因素：工作或经济压力过大、性知识缺乏、不良的性经历、不和的夫妻关系等。

（2）内分泌因素：如性腺功能减退、雄激素缺乏等疾病。

（3）代谢性因素：以糖尿病最为多见，其他如血脂异常也是危险因素之一。

（4）血管性因素：任何可导致阴茎动脉血流减少的疾病都有可能引起勃起功能障碍，如动脉粥样硬化、动脉狭窄等。

（5）药物性因素：如部分抗高血压药物、精神类药物、抗雄激素药物、毒品等。

（6）其他因素：如阴茎弯曲等解剖结构异常、外伤或手术导致的脊髓受损等。

Q: 早泄影响生育吗?

早泄通俗来说就是射精快，想控制却“有心无力”。而在生育方面，“快男”不碍事，只要男性能把精液射到女性生殖道内，哪怕刚进入就射精，理论上都是可以怀孕的。但有一种情况例外，如果还未进入女性生殖道即射精，是会影响生育的。

Q: 输精管结扎了就不能射精了吗?

首先需要明确精液的组成成分，精液由精子和精浆组成，其中 95% 是精浆。精浆由附睾、输精管、精囊腺、前列腺和尿道球腺分泌的混合体组成，其中以前列腺和精囊腺的分泌物最多。输精管结扎以后，并不影响精液中精浆的射出，只是射出的精液里可能没有精子。

男性不育症的检查与诊治

如何正确进行精液检查?

精液检查前应注意以下情况。

（1）取精前保持身体状况良好，避免在过度疲劳、酗酒等不良状态下取精。

（2）禁欲要求：距离上次排精的时间满 2 天而不超过 7 天为宜。

（3）标本收集：应将一次射出的精液全部收集，避免标本收集不全或有部分丢失。

（4）按实验室规定的时间提供精液，以免白跑一趟。

（5）如果无法在医院取精室取精，需要在院外取精时，最好在30～60分钟内送检，尤其是在寒冷的季节还要注意保温送检。

（6）推荐手淫法取精，一般不建议避孕套留取标本。

（7）取精时如有特殊情况，需提前告知检查人员。

精液报告如何解读?

世界卫生组织推荐的精液常规化验参考指标如表 9-1 所示。

表 9-1 精液常规化验参考指标

项目	参考值
外观	均质、灰白色
量	≥ 1.5 mL
pH	≥ 7.2
液化	< 60 分钟
黏度	拉丝< 2 cm
精子浓度	≥ 15×10^6/mL
精子总数	≥ 39×10^6/ 每份精液
前向运动精子比率 PR（a+b）	≥ 32%
总活力	≥ 40%
存活率	≥ 58%
正常形态率	≥ 4%
白细胞数	< 1×10^6/mL
圆细胞数	≤ 5×10^6/mL

其中精子浓度、前向运动精子比率 PR、正常形态率被认为是保障正常生育的“三驾马车”，任何一个指标的异常都可能导致生育困难。

Q: 精液不液化能怀孕吗？常见原因有哪些？

精液不液化代表着精液处于一种比较黏稠的状态，类似于果冻状，这种状态下，精子很容易被束缚“腿脚”，影响精子活力与生育，但并不代表就无法生育。临床上只是把精液超过一小时仍未液化称之为精液不液化。超过一小时之后精液仍有希望继续液化，精液液化后仍有希望怀孕，而且有些活力特别好的精子有可能会冲破束缚，这也增加了受孕的可能。

导致精液不液化常见的原因是前列腺炎症或前列腺分泌功能障碍。因此为了预防精液不液化的发生，建议男性要保护好自己的前列腺，不酗酒、忌食辛辣刺激食物、避免长时间久坐或骑车、规律性生活、保持良好的生活习惯等。

Q: 精液不液化如何处理?

精液的液化与凝固主要是由前列腺和精囊分泌的液化因子和凝固因子相互作用而形成的。精液呈液化状态是前列腺液中的多种酶类（α-淀粉酶、尿激酶、透明质酸酶、糜蛋白酶等）等液化因子起了作用。当前列腺出现问题时（如炎症或分泌功能异常），前列腺液中蛋白水解酶的含量和活性容易受到影响，若液化因子不起作用，会导致精液不液化。治疗慢性前列腺炎的同时应用改善前列腺分泌功能的药物是改善精液不液化的有效方法之一。

Q: 精子活力弱会影响生育吗?

生育是一个十分复杂的过程，精子必须穿过子宫颈、输卵管，到达输卵管壶腹部与卵子结合才有可能发育成胚胎。这对精子来说无异于一场“马拉松”。而精子活力弱、活力不足最直观的表现就是，精子很有可能直接夭折在半道上。精子活力越弱，能够顺利到达终点的精子量就越少，而到达终点跟卵子见面的精子越少，怀孕的概率自然越低。精子活力严重减弱需要及时治疗，必要时可以考虑人工助孕。

Q: 精子畸形会影响生育吗？生出的孩子会畸形吗？

所谓精子畸形就是精子的形态不正常。精子的畸形率高，自然受孕的概率会下降，但并不代表不能生育。很多人担心精子畸形率高，以后生出的孩子会畸形，其实这种畸形的精子受精能力很低，生出孩子畸形的风险极低。

Q: 男性不育应该进行哪些检查？

男性不育常规检查项目：①体格检查——了解男性生殖系统发育情况；②精液分析——判断男性生育力的基础指标；③阴囊超声——检查睾丸、附睾发育状况及精索静脉有无曲张等；④性激素水平——评估生殖内分泌功能和睾丸生精能力；⑤还有一些特定情况使用的其他项目，如精浆生化、精浆微生物检测、精子功能检测（DNA 完整性、尾部低渗肿胀试验等）、抗精子抗体检测、染色体核型分析、Y 染色体微缺失检测等。

Q: 无精子症患者需要进行哪些检查？

无精子症的检查主要是针对病因的检查，以明确发病诱因源于睾丸不能产生精子还是输精管堵塞导致精子不能正常排出。针对睾丸不能产生精子，常见的检查有体格检查、性激素水平、染色体核型、Y 染色体微缺失、生精障碍基因检测等。

针对精子不能正常排出，常见的检查有精浆生化、生殖系统彩超、磁共振成像，必要时手术探查。临床上排查病因时常会将二者结合，如遇特殊情况，建议在专科医生指导下完成相应检查。

Q: 无精子症会影响寿命吗?

无精子症只是在男性射出的精液中没有精子，是男性不育的一种特殊情况，会影响生育，但对寿命并不会有什么影响。

Q: 患有无精子症者还能生育吗?

无精子症简单来说就是精液中没有精子，这是男性不育症中最为严重的一种情况。建议多做几次精液检查，因为一次精液检查没有精子，并不能代表真的就没有精子。需要进行精液离心，检查离心沉渣中有无精子。如果真的没有精子，可以考虑用外科手术的方式去附睾或睾丸中取精。如果术中找到精子，那么就有希望通过试管婴儿的方式来生育；如果手术仍不能找到精子，可以通过使用精子库“捐献的精子”来生育。

Q: 过长的包皮必须手术切除吗?

包皮过长不是必须手术切除的。提倡做好包皮和阴茎头的卫生清洁。

但对于以下这些情况：因包皮过长而引起反复发作的泌尿系感染、包皮和阴茎头炎症；或者包皮与阴茎头出现了粘连而难以上翻；包皮口过小影响排尿，甚至限制了阴茎头的发育，以及包茎等，建议尽早切除过长的包皮。

Q: 久坐会加重精索静脉曲张吗?

目前认为回流静脉压力的增高及精索静脉瓣的缺乏或功能不全是精索静脉曲张的主要成因。正常情况下，精索内的静脉丛会上行进入下腔静脉或者左肾静脉等。这本身就存在着一定的静脉压力，而久坐会进一步增加上行回流的压力，久而久之，会导致精索静脉曲张逐渐加重。

Q: 精索静脉曲张如何处理?

处理精索静脉曲张，关键在于精索静脉曲张是否对睾丸造成了损害及损害的程度。

对于不育合并精索静脉曲张的患者，如果精液检查结果正常，建议观察，每 3 ～ 6 个月定期复查精液。可以先不考虑手术治疗。

如果精索静脉曲张出现患侧睾丸与对侧睾丸相比明显变小、质地变软，或者无明显诱因但精液质量多次检查每况愈下，建议考虑精索静脉曲张手术。

对于没有生育需求的男性，如果出现明显症状，如阴囊坠胀疼痛，严重影响工作、生活等，可以考虑手术。

Q: 勃起功能障碍如何处理?

对于出现勃起功能障碍（ED）的患者，首先应该明确产生 ED 的原因，针对病因进行治疗会事半功倍。如精神心理因素导致的 ED，减轻精神心理压力或负担，就有可能使部分 ED 患者康复；如使用某些精神类药物导致 ED，那停药以后，ED 的症状就有可能改善。

如果不能明确病因或解除病因后仍不能缓解，可以考虑在医生指导下选用磷酸二酯酶抑制剂（枸橼酸西地那非、他达拉非等）药物治疗，也可以采用负压吸引装置或者阴茎海绵体血管活性药物注射等方法进行治疗。对于治疗效果不佳或者不考虑治疗而又有生育需求的患者，可以考虑辅助生殖技术来解决生育问题。

Q: 如何提高精子活力？

针对精子活力低的患者，一般建议改善不良的生活习惯，如戒烟、戒酒、不熬夜、不久坐、不泡温泉、不蒸桑拿、避免接触辐射及放射类物质；适当补充锌、硒等微量元素，适当参加运动锻炼等，必要时辅以药物针对病因进行治疗，也可以考虑中医中药辨证治疗。

Q: 可以通过食疗治疗精液质量吗？

胆固醇、精氨酸、锌等与男性生育力有密切关系。胆固醇是合成性激素的重要原料，适量地进食肝、肾等动物内脏有利于维持正常的性激素水平。精氨酸是制造精子的原料，富含精氨酸的食物有花生仁、大豆、芝麻、紫菜、核桃等。锌是精子生成、成熟所必需的微量元素，蛋、鱼、肉、牡蛎等含锌丰富。另外摄入坚果、绿叶蔬菜可以补充维生素。

建议男士均衡饮食，切勿偏食、暴饮暴食。通过食疗可以补充适量的微量元素、维生素等物质，但想单纯通过食疗来达到治疗的目的，还是不推荐的，也不现实。

Q: 隐睾如何处理？

隐睾是可以及早发现的。男宝宝出生以后，父母一定要关心孩子睾丸的位置，检查睾丸是否在阴囊内，如果睾丸未在阴囊内，需要警惕。隐睾在 12 个月内仍有自然下降到阴囊内的可能，超出 12 个月后睾丸仍未下降，建议到医院就诊，寻求专科医生的帮助。经过规律的治疗，部分患儿可恢复正常，而治疗效果不满意的患儿应尽早考虑手术，以免影响睾丸发育。

隐睾患者：手术时机的选择非常重要，2 岁以上隐睾患儿的睾丸已经开始出现不可逆性损伤，建议隐睾患儿家长尽早考虑手术。即使是成年隐睾患者，也建议尽早手术，解决隐睾隐患，如果手术十分困难，睾丸确实无法下降到阴囊内，也可以考虑隐睾切除。

Q: 男性不育的一般治疗方法有哪些?

（1）要掌握基本的生育常识：把握女性排卵期精准同房是怀孕的关键，保持良好的生活习惯也必不可少。临床上有部分患者仅是通过改善不良生活习惯等就恢复了自然生育能力。建议戒烟酒、不久坐、避免阴囊久处于高温环境、适当进行运动锻炼等。

（2）药物治疗是常规手段：男性不育症病因复杂，药物治疗多为经验治疗，针对精子发生及发育的多个环节，提倡选择几种药物联合应用，一般 3 个月是一个疗程，根据治疗效果（复查的精液结果）来调整药物，争取自然妊娠。

（3）适当采用非常规手段：如手术治疗，针对梗阻性无精子症的患者，可以考虑手术疏通梗阻部位，促进精子自然排出，从而实现自然妊娠；针对药物治疗无效的勃起功能障碍患者，可以考虑假体植入手术来恢复勃起能力。

（4）人工助孕是最后保障：常规治疗无效的男性可以通过人类辅助生殖技术来治疗，只要少数的精子就有可能解决生育问题。

Q: 睾丸穿刺取精手术的并发症有哪些?

（1）可能有麻醉意外，包括麻醉药物过敏、休克，甚至呼吸、心率及脉搏骤停等。

（2）手术部位皮下淤血。

（3）术后睾丸出现肿胀、疼痛、血肿等，有时需要手术清创处理。

（4）睾丸感染。

（5）睾丸硬结形成。

Q: 睾丸穿刺取精手术后注意事项有哪些?

（1）术后3天禁洗澡，1个月内禁止性生活。

（2）口服抗生素预防感染（建议遵医嘱）。

（3）术后注意休息，1个月内禁止从事重体力活动及剧烈运动。

（4）术后手术部位出现少量渗血属于正常情况，如果手术部位疼痛剧烈，睾丸明显肿大，请及时前往医院就诊，以免延误病情。

（5）术后饮食：建议戒烟、戒酒，忌食辛辣刺激食物。

Q: 睾丸显微外科取精手术的并发症有哪些?

（1）可能有麻醉意外，包括麻醉药物过敏、休克，甚至呼吸、心率和脉搏骤停等。

（2）性激素水平发生变化，如睾酮水平下降等。

（3）手术部位术后出血及皮下淤血等。

（4）术后睾丸出现肿胀、疼痛、血肿、鞘膜积液等，有时需要手术清创处理。

（5）睾丸感染。

（6）睾丸萎缩。

Q: 睾丸显微外科取精手术后注意事项有哪些?

（1）术后建议卧床 48 小时，3 天内禁洗澡，1 个月内禁止性生活。

（2）应用抗生素预防感染（建议遵医嘱）。

（3）术后注意休息，1 个月内禁止从事重体力活动及剧烈运动。

（4）术后手术部位出现少量渗血属于正常情况，如果手术部位疼痛剧烈，睾丸明显肿大，请及时前往医院就诊，以免延误病情。

（5）术后饮食：建议戒烟、戒酒，忌食辛辣刺激食物。

Q: 男性不育会遗传吗?

男性不育一般情况下不会遗传。但在男性存在染色体或基因异常的情况下，是有可能会遗传给下一代的。比如存在 Y 染色体微缺失（Y 染色体上的基因出现了部分缺失）的男性，目前通过人工助孕技术还是可以生育下一代的，但在生育下一代的过程中，父亲会把 Y 染色体传给儿子，导致儿子的 Y 染色体也存在微缺失，那么儿子长大以后，会出现与父亲同样的精液质量差和生育困难的问题。

Q: 前列腺炎能治好吗？

前列腺炎在临床上可以治愈，但不良的生活习惯与前列腺炎关系密切，导致前列腺炎治愈之后很容易复发。建议前列腺炎患者规律治疗的同时，要养成良好的生活习惯，建议戒烟酒、忌食辛辣刺激食物、避免久坐和憋尿、规律进行性生活等。

Q: 输精管结扎了还能生育吗？

输精管结扎通常被认为是男性永久性避孕的一种手段。那么，男性输精管结扎之后，再想要生育还有没有可能呢？

随着现代医学的发展，这种情况已经由“不可能”成了“可能”，而且生育的可能性很大。现在可以在显微镜下进行输精管吻合手术，让结扎后的输精管再次复通，输精管再通以后就有了生育的可能。目前这种手术成功率较高，预后也很好。

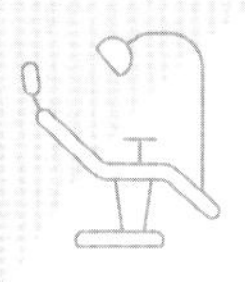

第十章

辅助生殖技术

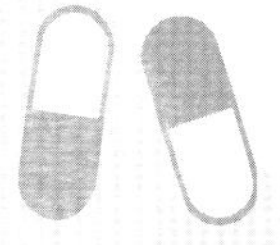

Q: 什么样的卵子具备受精能力?

卵泡发育的过程就是卵子逐渐成熟的过程。当成熟卵泡破裂排卵后，卵泡里的卵子会完成第一次减数分裂，并进入第二次减数分裂中期，就是我们所说的 MⅡ期卵子。MⅡ期卵子被称为成熟卵子，只有成熟卵子才具备受精能力。

Q: 什么情况下卵子需要进行体外培养?

在促排卵周期中，大卵泡通常预示着有一颗成熟的卵子。随着大卵泡的发育，也会有一些小卵泡一起长大，这些小卵泡里的卵子可能就是不成熟的卵子了，它们没有受精能力，通常可能会被丢弃。但不成熟的卵子通过体外培养，一部分可以在体外发育成熟，从而具备受精能力。

当实验室检查发现患者的卵子不成熟比例高或者卵巢储备功能低下，获卵数很少但是又有不成熟卵子的时候，就会进行不成熟卵子的体外培养，以帮助患者获得更多可移植的胚胎。

Q: 卵子体外培养效果如何?

卵子体外培养后，不成熟的卵子在体外可以排出第一极体，完成核成熟；但是卵子的成熟除了核成熟之外，还有细胞质成熟，而且细胞质成熟是决定受精和早期胚胎发育的关键。因此，体外培养这项技术临床妊娠的成功率并不高。

北京大学人民医院生殖中心实验室对于未成熟卵的体外培养和受精，总结出了一套自己的经验，在胚胎学家的眼里，每一枚卵子都无比珍贵。

Q: 什么是体外受精？

通过取卵技术获得卵子，再通过精子优选技术获得精子，然后让精子和卵子在体外相遇，并完成受精的技术叫作体外受精。体外受精是治疗不孕症最关键的一项技术。体外受精的场所是在胚胎实验室由双人核对操作完成，需要胚胎学家在显微镜下把卵子和精子按照一定比例放在一起或者把单个精子注射到一个卵子里面去。生殖中心和监督管理部门对体外受精技术实施严格的质量管控和监督。

Q: 体外受精方式有几种？

体外受精主要有两种方式，一种是精卵在体外自由识别，并完成受精的常规体外受精（in vitro fertilization，IVF）方式，IVF主要用于女方因素不孕症患者的辅助生殖治疗。还有一种体外受精技术是将精子注射到卵子里面，人工帮助精子进入卵子的方式，叫作卵母细胞胞质内单精子注射（intracytoplasmic sperm injection，ICSI），ICSI 主要应用于男性因素的不育症治疗。

如果前次 IVF 受精率低下或者 IVF 完全失败，下一个周期最好改行 ICSI 方式进行体外受精，避免再次体外受精失败。

Q: IVF/ICSI 分别是什么意思？

IVF 即体外受精就是在取卵日，将优选好的精子按照一定比例和卵子放在一起，然后放到培养箱内培养，让精子和卵子自由识别，完成体外受精。

ICSI 也是一种体外受精的方式，叫作卵母细胞胞质内单精子注射。它就比较复杂了：取卵后，卵子经过一定时间的预培养后，将卵子外面的颗粒细胞脱掉，露出卵子的“庐山真面目”，此时可以判断哪些卵子是成熟卵，哪些卵子是不成熟卵，成熟卵会被用来进行 ICSI 受精操作；在显微镜下尽量挑选形态正常、前向运动能力好的精子，利用显微注射针，先划一下精子尾巴，让精子不活动，然后把精子吸到显微注射针内；再用固定针将卵子固定住，避开第一极体，将精子注射到卵子里面去，就完成了 ICSI 操作。

所以，虽然 ICSI 受精率较 IVF 高，但是 ICSI 操作需要更多的人为干预，也是对胚胎发育的一个不利影响因素。

Q: 为什么要短时受精？为什么短时受精会改为 ICSI 受精？

在患者不孕年限较长又没有什么明确因素影响怀孕的情况下，需要实验室短时受精，进行早受精观察，即判断精子是否进入到了卵子里面去。一旦精子进入卵细胞，完成受精，则可以观察到卵子会排出第二极体。有两个极体可判断卵子已经完成了体外受精；如果在加精后 5 小时左右依然没有观察到第二极体，则判断体外受精失败，需要对没有排出第二极体的卵子进行及时的补救性 ICSI 受精处理，保证患者卵子能正常受精。

Q: ICSI 一定能保证受精吗？

ICSI 不能保证一定受精成功。受精和卵子质量及精子质量都有关系，实验室里的质控标准为当 ICSI 的正常受精率达到 70%

时被认为是正常的。当卵子异常或精子畸形率高的时候，均可能发生完全受精失败或者受精率低下的情况。ICSI 也不能保证获得的受精卵都是正常核型的受精卵，当卵子基因有缺陷或者精子为异倍体精子时，可能会得到异常的异倍体受精卵。如果 ICSI 后没有正常核型的受精卵，就预示着患者可能没有可利用的胚胎了。

Q: 什么情况下要进行卵母细胞激活?

精子进入卵母细胞后，卵母细胞的胞质内会发生一系列钙离子浓度的变化，这种状况叫作钙振荡。钙振荡是卵母细胞激活的体现，是保证卵子能正常完成受精的关键。在由精子因素导致的 ICSI 受精率低下时，实验室可以通过人工方法，辅助完成卵母细胞激活，保证卵子的正常受精。该项技术已经成功孕育了非常多的健康婴儿，帮助了越来越多的不孕症夫妻。

Q: 一代、二代、三代试管婴儿是什么意思? 是不是“一代更比一代强”?

一代、二代、三代试管婴儿是老百姓口中的俗语，IVF 来源的宝宝是一代试管婴儿；ICSI 受精来源的宝宝是二代试管婴儿；而在胚胎移植之前经过遗传学诊断、筛查后得到的宝宝是三代试管婴儿。由于适应证不同，每一代针对的患者人群不同，并不是“一代更比一代强”。一代主要针对女性因素不孕，二代主要针对男性因素不孕，而三代是针对遗传性疾病，避免生出具有遗传性疾病畸形儿而进行的辅助生殖技术。

曾经怀过孕的夫妻，使用二代技术是没有必要的，由于二代技术有更多人为因素影响，胚胎发育潜能可能还不如直接使用一代技术更好；而三代试管婴儿的应用必须有临床指征，当有遗传性疾病时，医生才会考虑使用三代技术。

Q: 什么是胚胎?

辅助生殖临床上，我们习惯性将受精后到着床前这一阶段的胚都称为胚胎，但是每一个阶段，胚胎还有自己独特的名字。

卵子和精子成功结合形成的是受精卵。

受精卵形成后就开始卵裂过程，卵裂是胚胎发育的开始。受精卵从 1 个细胞分裂成 2 个细胞，再分裂成 4 个细胞，到第 3 天的时候，已经分裂到 8 个细胞左右了，我们把受精后发生卵裂的前 3 天的胚胎叫作卵裂胚。

到第 4 天的时候，胚胎迅速发育到 16 个细胞左右，这些细胞融合在一起形成一个类似桑葚一样的细胞团，此时我们把它叫作桑葚胚，临床上也叫它融合期胚。发育到第 5 ～ 7 天的时候，胚胎发育更快了，此时的人胚就不是一团细胞了，而是一个囊泡样的结构，我们把它叫作胚泡，也就是众所周知的囊胚。

Q: 为什么进行囊胚培养?

相比卵裂期胚胎，囊胚是植入前胚胎发育的最终状态。囊胚培养能够实现对胚胎的进一步筛选和修复，有利于挑选具有发育潜能的胚胎，提高试管婴儿治疗的效率。此外，由于双胎或多胎妊娠对于母胎安全造成极大的隐患，单个囊胚移植是降低多胎妊娠发生率而并不影响单次移植成功率的有效手段。因此医生会将

D3 移植或冷冻后剩余的卵裂期胚胎进行囊胚培养。

必须进行植入前胚胎遗传学筛查的患者，需要将所有卵裂期胚胎进行囊胚培养、囊胚活检、遗传学检测，最终达到优生的目的。

Q: 什么样的胚胎可以进行囊胚培养?

理论上讲任何一个胚胎都可以进行囊胚培养，但是在现实中医生需要根据每个人的情况来定。一般情况下获卵数越多，得到的卵裂期胚胎就越多，而且年轻的患者都建议进行囊胚培养；相反获卵数较少或高龄患者在选择是否进行囊胚培养时就需要更保守。

Q: 什么样的胚胎囊胚形成率更高?

影响囊胚形成率的因素比较多，医生主要根据夫妻双方的年龄、获卵数、第 3 天卵裂期胚胎的个数、每个胚胎的细胞数及评级来综合评估。一般情况下，比较年轻的夫妇、获卵数正常且第 3 天有 7 ～ 10 个卵裂球的胚胎会有较高的囊胚形成率。

Q: 胚胎质量怎样评估？什么样的胚胎是好胚胎?

目前，实验室主要会在 3 个时间点对胚胎质量进行评估。

第 1 个时间点是在受精后 18 小时左右，评估受精情况，并对受精卵的原核形态和数量进行评估，如果观察到两个原核和两个极体是比较好的。

第 2 个时间点是在原核评估后的 48 小时左右，也就是常说的第 3 天胚胎，这个时候胚胎正常卵裂为 8 个左右卵裂球，如果胚胎碎片小于 15%，而且卵裂球之间大小比较一致就会评估为好胚胎。

第 3 个时间点是囊胚期，在第 3 天胚胎后的 48 小时和 72 小时进行，也就是常说的第 5 天和第 6 天囊胚，囊胚里面有一团细胞，以后要发育成人胚，所以内细胞团长得越好，发育潜能会越大些。

囊胚壁由一层细胞构成，就好像气球的皮囊，这些细胞以后会发育得张牙舞爪，扎根在子宫蜕膜上，形成胎盘。所以囊胚的两种细胞都是非常重要的，如果滋养层细胞比较多且连接紧密，内细胞团细胞数量较多而且致密，就会被评为好胚胎。

Q: 什么是可利用胚胎?

医生进行数据统计时，会将用于移植或者冷冻的胚胎算作可利用胚胎。

从形态上评估为一级或二级的胚胎，种植的潜能性会比较高，常用来进行移植或者冷冻保存。但是评级不好的胚胎，不等于没有发育潜能。不同的实验室对胚胎的处理会有不同的策略，形态评估方法可能也会略有差别。所有实验室处理胚胎都会从患者利益最大化原则出发，或者帮助患者在体外筛选出更具有发育潜能的胚胎，让患者早日抱婴回家；有时还会帮患者保留一个来之不易的有发育潜能的胚胎，以预留日后妊娠的希望。所以，在实验室里，除了发育阻滞的胚胎，其他的胚胎都是可利用胚胎。

Q: 为什么卵多但可利用胚胎少？

获卵数较多，但是最后移植及冷冻的胚胎少，导致可利用胚胎少，这令很多患者深感疑惑。其实从卵子到胚胎经历了非常多的过程，卵子发育到好胚胎的体外之旅是否顺畅，必须经过重重闯关。

首先，是能完成正常的体外受精，这一步通常会淘汰 20% ～ 30% 的卵子。

其次，受精卵需要按照正常的发育速度进行体外发育，在卵子质量正常的情况下，这一过程要淘汰 40% 左右的受精卵，如果卵子本身质量欠佳，那淘汰比例会更高。

最后，到体外培养结束的时候，很多不能用的卵或者发育不好的胚胎就会被抛弃，只有那些评分较好、具有发育潜能的胚胎才能被保留下来。

经过层层选拔，可利用胚胎可达到 50% ～ 60%，而卵子的利用率要比这个值更低些。所以，不是取到很多卵就意味着会有很多可用胚胎。

Q: 什么是辅助孵化削薄术和孵化打孔术？

辅助孵化削薄术和辅助孵化打孔术都是针对胚胎透明带异常进行的辅助技术。

如果第 3 天胚胎在移植前发现透明带比较厚、颜色比较黑或者有其他异常，则会行辅助孵化削薄术。该技术就是利用激光将 1/4 左右的透明带进行薄化处理。

辅助孵化打孔术主要用在囊胚冷冻时，需要在两个滋养层细胞间用激光进行打断，这样有利于囊胚腔中的液体流出，提高囊胚的冷冻复苏能力。还有一种情况是卵裂期胚胎进行囊胚培养时如果胚胎评级较差，也可以在卵裂球之间利用小能量的激光将透明带穿透，有利于代谢物质的交换和囊胚形成。

Q: 攒胚胎还是攒卵子？

年龄大、卵巢功能差、多次取卵、每次获卵数 2 个以下，甚至多次取不到卵且内膜粘连等不具备移植条件的情况下，临床医生可能建议患者连续做多个周期，攒一下胚胎或者卵子，攒的过程其实就是冷冻保存的过程。由于胚胎对于冷冻、解冻过程的耐受性强于卵子，胚胎的复苏率也远远高于卵子的复苏率，而需要攒的卵子质量往往参差不齐，对冷冻、解冻的耐受力相对更差。因此，医生多会建议攒胚胎。

Q: D3 胚胎冷冻和囊胚冷冻各自在什么情况下进行？

取卵后的第 3 天，对胚胎观察评估后，生殖科医生会结合患者的年龄、既往周期中胚胎质量和去向、本周期胚胎质量和数量、患者的意愿等因素，决定本周期胚胎的处置手段。

如果患者的年龄大于 40 岁，Ⅱ级及以上胚胎小于等于 2 个，建议无论 D3 胚胎（即第 3 天的胚胎）移植与否均冷冻 2 个胚胎。

如果患者年龄小于 40 岁，Ⅱ级以上胚胎大于 2 个，剩余的胚胎Ⅲ级以上，那建议冷冻 2 个 D3 胚胎后将剩余的胚胎行囊胚培养和囊胚冷冻。

如果患者年龄小于 40 岁，胚胎均为Ⅱ级以上，那建议将全部的胚胎行囊胚培养，进行囊胚冷冻。

Q: 胚胎能冷冻保存多少年?

胚胎在缴纳保存费的基础上可以保存多年，中华医学会生殖医学专家在原国家卫生部颁布的《人类辅助生殖技术和人类精子库伦理原则》的基础上，讨论出台了关于胚胎冷冻期限的专家共识，共识指出：胚胎保存 6 年内，不影响胚胎解冻的复苏率、妊娠率及活产率；超过 6 年冷冻保存的安全性还需要在临床实践中继续观察，建议胚胎保存时限不超过 10 年；女方年龄达到或者超过 52 岁建议不再进行胚胎的冷冻保存、复苏和临床使用。

Q: 什么情况下需要进行精液冷冻?

进入试管婴儿周期后，如果丈夫既往留精困难、丈夫为隐匿性无精子症或极少精子症患者，或者由于各种原因丈夫取卵日不能到医院留取精液，以上情形均需要在取卵前进行精液冷冻。

此外，无精子症患者治疗或者进行穿刺诊断的过程中发现精子后，也可以酌情在患者知情同意下进行精子冷冻。

男性肿瘤患者也可以通过精液冷冻技术保存生育力。

Q: 什么情况下需要进行卵子冷冻?

女方在取卵日经穿刺取卵术获得卵子之后，如果遇到以下情况，需要进行卵子冷冻：①丈夫留精困难，无法通过手淫法或者按摩取精法获得精子，同时又不愿意通过穿刺手术获取精子；②取卵日丈夫无法来医院留取精液，而之前未进行过冷冻精液保存；③丈夫为隐匿性无精子症或无精子症患者，取卵日通过穿刺附睾和睾丸的方法未得到精子，且夫妇双方不接受精子库来源的供精受精。

此外，育龄期女性由于疾病原因需要进行生育力保存时，也可以经过生育力保护门诊咨询后进行卵子冷冻。卵子冷冻的效果与女性年龄密切相关。

Q: 冷冻、解冻对胚胎有无损伤?

冷冻–解冻的过程中胚胎会受到冷冻、解冻液的影响，也会承受温度的剧烈变化，理论上可能会造成胚胎的损伤。但是从临床实际效果来看，冷冻、解冻技术成熟而稳定，冷冻胚胎解冻后的完整存活率可以达到98%以上，而且经过长期的随访，解冻胚胎移植和新鲜周期胚胎移植的妊娠率相当，也不会增加后代出现出生缺陷的概率。

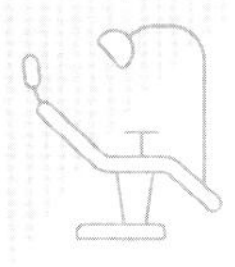

第十一章

体外受精－胚胎移植

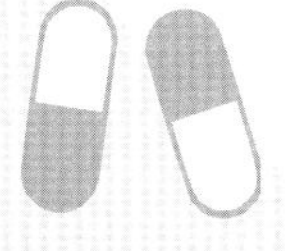

Q: 什么是体外受精－胚胎移植?

体外受精－胚胎移植（in vitro fertilization and embryo transfer，IVF-ET）技术也就是人们常说的“试管婴儿”，是将患者夫妇的卵子与精子取出，在培养皿内受精，然后在体外培养发育3～5天后移植到女性宫腔内，以达到辅助妊娠的目的。

1978年，在Edwardsi和Steptoe合作下，使世界上第1例“试管婴儿”Louise Brown成功诞生，从而开启了人类治疗不孕不育症的新篇章。经过多年的努力，我国的辅助生殖技术已达到世界先进水平。

Q: IVF-ET 适用于哪些人?

IVF-ET可以帮助以下患者受孕。

（1）有输卵管问题的女性，如双侧输卵管阻塞、积水、结核或已切除，以及先天性输卵管发育不良、严重的盆腔粘连、输卵管造口或输卵管吻合手术失败等。

（2）有排卵障碍的女性，如多囊卵巢综合征经反复促排卵治疗或宫腔内人工授精后仍未受孕者；卵泡可以长大但不能正常排出，即患未破裂卵泡黄素化综合征的患者，经多次药物治疗或卵泡穿刺仍未受孕。

（3）患有子宫内膜异位症的患者，如重度子宫内膜异位症经常规药物或手术治疗仍未受孕；轻至中度子宫内膜异位症经药物或手术治疗，并经3次及以上促排卵＋宫腔内人工授精仍未受孕。

（4）因男方因素未能受孕的患者，如男性轻度及中度的少精、弱精、畸精症，经多次宫腔内人工授精未孕；重度少精、弱精、畸精症；梗阻性无精子症等。

（5）不明原因的不孕患者，经多次宫腔内人工授精仍未受孕。

（6）因免疫性因素不孕的患者，经其他治疗包括（人工授精）仍未受孕。

Q: IVF-ET 前女方需要做什么检查?

不育夫妇在进入治疗周期前，应完成系统的不孕症检查、常规体格检查及病原体筛查，同时排除不能耐受促排卵及妊娠的内、外科疾病和肿瘤等，以确定其具备 IVF-ET 的适应证并排除禁忌证。

（1）性激素测定：包括卵泡刺激素（FSH）、黄体生成素（LH）、雌二醇（E2）、孕激素（P）、雄激素（T）、泌乳素（PRL），并进行卵巢储备功能评估，如抗米勒管激素（AMH）测定。

（2）其他内分泌功能检查：必要时应行甲状腺功能、肾上腺皮质功能检查。

（3）阴道 B 超检查：在治疗前，应常规进行阴道 B 超检查，了解子宫及双侧附件的情况。

（4）传染病检查：在进入治疗周期之前，必须排除对胚胎生长发育有影响及对母亲妊娠有危害的病原体感染，如各种肝炎病毒、支原体、衣原体、淋球菌、优生五项、梅毒、艾滋病等。

（5）其他检查：血常规、尿常规、肝功能、肾功能、心电图，以及宫颈细胞学检查。多囊患者合并糖代谢异常时应行糖耐量测试等。

（6）宫腔镜：当疑有子宫内膜息肉、宫腔粘连、子宫内膜增生性疾病、子宫畸形，以及反复胚胎种植失败时，应行宫腔镜检查，以排除宫腔异常情况。

（7）腹腔镜：对严重的输卵管积水应予以结扎，严重的子宫内膜异位症进行手术治疗后再进行助孕。

（8）遗传学检查：夫妇双方必要时应进行染色体检查和（或）地中海贫血的排查。

Q: IVF-ET 前男方需要做什么检查?

（1）精液分析：包括精液常规检查、精子形态学检查、顶体酶活性检测、精子穿透试验、精子 DNA 完整率检测等。

（2）病原体筛查：前列腺液的支原体、衣原体、淋球菌检查及血清梅毒、人类免疫缺陷病毒（HIV）、乙型肝炎等。

（3）严重少精、弱精及无精症患者应查是否合并 Y 染色体微缺失，必要时测定血清泌乳素、卵泡刺激素、黄体生成素、雄激素等激素水平。

（4）无精子症患者应行精浆果糖测定，以及附睾 / 睾丸穿刺活检，如有活动的成熟精子可行卵胞质内单精子显微注射。

Q: IVF-ET 成功后需要做什么检查?

IVF-ET 成功后即进入常规产前检查流程，除必要的产科检查外，还应包括以下特有检查。

（1）激素检查：由于 IVF-ET 患者需更加仔细的保胎治疗，故在 IVF-ET 后可能需要多次复查血清激素水平以指导用药。首次激素检查在胚胎移植后 14 天左右进行，确定是否生化妊娠，若已妊娠，每隔 2 ～ 3 周需复查血清雌二醇及孕酮水平，调整外源性雌、孕激素的用量，直至孕 8 ～ 12 周可以完全停用为止。

（2）超声检查：用以确定是否为宫内受孕、受孕的胚胎数及胚胎发育是否正常。首次超声检查一般在胚胎移植后 4 周（孕 6 周），本次超声可以确定是否为宫内妊娠，是否为双胎或者多胎妊娠，是否有胎芽、胎心等。之后可根据患者情况定期复查，直至转入产科常规产检。

（3）产前诊断：由于 IVF-ET 患者多为高龄或有不良孕产史及合并症的患者，故产前诊断可以降低畸形儿的出生率，可在常规产检时根据孕周进行。

Q: 控制性超促排卵是什么？目的是什么？

自然状态下，正常女性每个月经周期会有一个成熟卵泡发育并排出，控制性超促排卵是指用药物在可控制的范围内，诱发多个卵泡同时发育和成熟，以获得更多高质量的卵子，从而获得更多可供移植的胚胎，提高妊娠率。

Q: 超促排卵需要什么药物？有什么不良反应？

根据不同的超促排卵方案，不同阶段可能会用到不同的药物。如降调节阶段，会用到促性腺激素释放激素激动剂（GnRHa）；在促排卵阶段，会用到氯米芬、来曲唑、尿促性素、人重组卵泡刺激素、人重组促黄体激素、促性腺激素释放激素拮抗剂及人重组绒毛膜促性腺激素等。药物的不良反应包括变态反应、卵巢过度刺激综合征、卵巢反应不良等。

Q: 超促排卵方案主要有哪些？如何选择？

超促排卵的方案选择主要取决于患者的卵巢功能及不孕病因等，目前常见的方案有拮抗剂方案、长方案、超长方案和微刺激方案等。

拮抗剂方案是目前应用比例最高的一种方案，一般适用于卵巢功能正常或卵巢功能稍差的患者，其优点为用药时间较短，缺点为卵泡发育不同步的概率较大。

长方案主要适用于卵巢功能特别好或者多囊卵巢综合征患者，其优点为卵泡发育不同步的概率较小，但缺点为用药时间较长。

超长方案主要适用于合并子宫内膜异位症或子宫腺肌症的患者，也有一部分多囊卵巢综合征患者可以选择，用药时间可能比长方案更长，但对上述疾病可以起到抑制作用，提高卵子质量。

微刺激方案主要应用于卵巢功能较差的女性，优点为用药量少，较为经济，缺点仍为卵泡同步性较差。

Q: 胚胎移植后黄体支持有什么作用？

超促排卵的过程中应用降调节药物，会抑制卵巢分泌孕酮的功能，并且随着卵子的取出，卵巢内大多数的颗粒细胞也被取出，颗粒细胞是分泌孕酮的细胞。所以超促排卵后的患者会存在黄体功能不足的情况，胚胎移植后常规应用黄体支持药物，可增加胚胎的着床率，降低流产的风险。

Q: 什么情况下会取消周期？

取消周期即患者在 IVF-ET 治疗过程中，开始进入应用降调节药物或者促排卵药物的阶段，但由于各种原因不能继续的情况。一般包括以下原因：患者用药后发生严重变态反应；卵巢反应不良、无卵泡发育或很少卵泡发育；取卵时卵泡已排出或未取到卵子；精子与卵子不能结合；精子与卵子虽能够结合，但是受精卵不分裂；患者突发其他疾病，不能继续治疗或患者因其他社会原因不能继续治疗。

Q: 什么是新鲜周期移植？什么是冷冻胚胎移植？

新鲜周期移植是指患者经过控制性超促排卵，取卵后 3 ～ 5 天，将形成的胚胎移植入患者子宫中。

冷冻胚胎移植是指胚胎经过冷冻保存后，在患者超促排卵及取卵以后的某一个周期中，在适合的时间将胚胎解冻，移植入患者子宫中。

Q: IVF-ET 会有什么风险？

IVF-ET 可能出现的并发症如下。

（1）卵巢过度刺激综合征（OHSS）：应用促排卵药物，会导致多个卵泡发育、雌激素水平过高，引起全身反应，轻者表现为轻度腹胀，重者表现为腹胀严重，大量胸、腹腔积液，导致血液浓缩、重要脏器血栓形成和功能损害、电解质紊乱，严重者可能危及生命。

（2）多胎妊娠：多个胚胎移植可能会使多胎妊娠的发生率增加，继而导致母婴并发症、流产和早产的发生。

（3）取卵手术相关并发症：由于卵子需要经阴道穿刺才能取

出，故而有可能会出现感染、出血、脏器损伤等并发症。

（4）移植手术导致的并发症：胚胎移植亦为手术操作，需经过阴道、宫颈将胚胎置入子宫当中，可能导致感染、宫颈损伤、子宫穿孔等并发症，但发生率极低。另外，多数移植手术需在超声引导下进行，为了子宫能够清楚显影，需要患者憋尿，术后由于憋尿时间较长及患者不敢排尿的心理作用影响，可能会出现尿潴留。

Q: 试管婴儿和自然受孕的孩子有什么区别？

根据文献报道，试管婴儿畸形率的发生同自然受孕没有显著差别，因此不能保证每一个出生的婴儿都是健康的。

Q: 做试管婴儿怀孕和自然怀孕的过程一样吗？

与自然受孕相比，经 IVF-ET 受孕的患者发生黄体功能不全的概率增加，所以需要加强黄体支持治疗，且治疗持续时间较自然受孕保胎要长一些。

另外接受 IVF-ET 的患者，多为高龄或可能合并遗传性疾病，故这类患者受孕后可能需要增加产检的次数并需要进行产前诊断。

Q: 取卵前后有什么注意事项？

（1）由于取卵前患者已接受超促排卵治疗，可能会有多个卵泡发育，造成卵巢增大，严重者可能还有腹腔积液，所以在促排卵的后半期，患者应减少剧烈活动，避免卵巢扭转及卵泡过早破裂。

（2）取卵日如果体温过高，可能需要取消手术，所以取卵前患者应避免受凉，减少人员密集场所的接触。

（3）取卵前2日需要进行扳机药物的注射，一般会安排在夜间进行，俗称为“打夜针”。由于打夜针时间直接影响着取卵时间及卵子的成熟度、获卵率，所以患者应严格遵守夜针时间安排，不要随意更改打针时间。

（4）取卵当日根据是否进行静脉麻醉，对患者的空腹时间有不同规定，应严格按照规定执行。

（5）若进行了无痛取卵，取卵后应避免驾车等危险性操作。

（6）取卵后轻微腹痛、阴道少量出血等均为正常现象，患者应减少剧烈活动，注意观察自己的情况，若出现腹痛明显、出血量多于月经量、心动过速、出虚汗等症状，可能提示有内出血的情况，应及时就诊。

（7）取卵后2周内避免性生活及盆浴，若出现白带增多、有异味、呈脓性以及下腹坠痛、发热等症状，可能提示有盆腔感染，需及时就医。

Q: 胚胎移植前后有什么注意事项?

（1）胚胎移植前多需进行黄体支持，应按照医嘱用药。

（2）移植日如果体温过高，可能需要取消手术，所以移植前患者应避免受凉，减少人员密集场所的接触。

（3）移植当日需憋尿，以便在超声引导下进行手术，术后应尽快排尿，避免尿潴留。

（4）移植后不需要绝对卧床，仅需避免剧烈活动，日常生活的活动均可进行。

（5）移植后按照医嘱继续应用黄体支持药物，移植后12～14天进行血液检查确定是否受孕。若已受孕，应继续用药，遵医嘱调整药物种类及剂量。

（6）移植后若身体有任何不适应常规就诊，并提醒医生有受孕可能，避免应用孕期禁忌药物。但也不应因为害怕对胎儿的影响而拒绝应用任何药物，以免延误病情，对胎儿造成更大的损害。

Q: 准备做试管，吃什么可以助孕？

胚胎移植的成功率与患者的年龄、胚胎质量、内膜情况等相关，与“吃什么”没有直接关系。患者应采取平常心态，维持以往的饮食习惯，避免暴饮暴食或严重挑食偏食，改变吸烟酗酒、饮食不规律等不良习惯。常规补充叶酸等必要营养物质，根据自身情况，按医嘱进行必要的药物治疗。

Q: 胚胎移植后，吃什么能帮助着床？

如前所述，胚胎移植的成功率与患者的年龄、胚胎质量、内膜情况等相关，与“吃什么”没有直接关系。“吃什么”并不能帮助胚胎着床，但应避免摄入会导致腹泻的药物、食物。

Q: 胚胎移植后，要躺多久？

移植手术需憋尿进行，故术后应尽快排尿，避免尿潴留。移植后不需要绝对卧床，日常生活的活动均可进行，当然要注意避免剧烈活动。

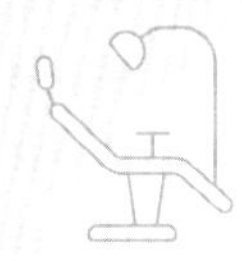

第十二章

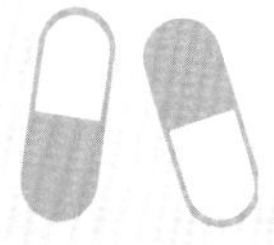

胚胎植入前诊断技术

Q: 胚胎植入前遗传学检测技术有哪几种类型?

胚胎植入前遗传学检测（PGT）技术包括3种类型：单基因病检测（PGT-M）、染色体结构重排检测（PGT-SR）及非整倍体检测（PGT-A）。3种技术针对不同的人群需求，分别或联合应用。如对单基因病的检测，除了筛选单基因病致病基因之外，同时还检测胚胎是否为非整倍体，二者结合选取合适的胚胎进行移植。

Q: 哪些人群需要做胚胎植入前遗传学检测?

三类人需要做胚胎植入前遗传学检测。

第一类是患有单基因遗传病的患者，其携带的致病基因可能遗传给子代，导致子代患病，应用单基因病检测技术筛选出不携带致病基因的胚胎进行移植，从而可以阻断遗传病传递，帮助这些家庭获得健康的后代。

第二类是夫妻一方或双方患有染色体结构异常（如异位、倒位、重复、缺失等），临床表现为反复流产或不孕的人群，可以通过染色体结构重排检测技术筛选不携带缺失或重复的整倍体胚胎进行移植，提高妊娠率并降低流产率。

第三类是高龄、反复流产、反复种植失败和因严重男性因素而不孕的患者，通过非整倍体检测技术筛选整倍体胚胎进行移植，可达到提高胚胎种植率和临床妊娠率、降低流产率的目的。

Q: 胚胎植入前遗传学检测技术有哪些禁忌证?

对于具有以下情况之一者，不得实施该项技术：目前基因诊断或基因定位不明的遗传性疾病；非疾病性状的选择，如性别、容貌、身高、肤色等；其他不适宜应用胚胎植入前遗传学检测技术的情况。

Q: 高龄人群选择胚胎非整倍体检测技术的利与弊?

相较于年轻女性，高龄女性卵子染色体异常概率增加，胚胎非整倍体概率增加，从而导致胚胎种植率降低，表现为临床妊娠率下降、自然流产 / 胚胎停育风险增高。通过胚胎非整倍体检测技术筛选整倍体胚胎进行移植可以改善高龄女性的妊娠结局，降低流产率。但必须想到该技术同时存在的局限性：针对那些虽高龄但卵巢储备功能尚好的人群还是有优势的，但高龄合并卵巢储备功能低下的患者，获卵数很少，很难形成囊胚，进行囊胚活检后遗传学检测的意义还有待商榷。

Q: 可以移植嵌合体胚胎吗?

胚胎嵌合现象的发生率及检测技术存在假阳性风险，目前嵌合体胚胎移植的经验有限，在进行充分遗传咨询并知情同意后移植低水平嵌合的囊胚可能受益。需要了解的是选择嵌合胚胎移植可能的风险，如胚胎着床率降低、流产率上升、非整倍体后代、胎儿宫内生长迟缓、单亲二倍体风险等。

Q: 通过胚胎植入前遗传诊断技术怀孕后还需要做产前诊断吗?

胚胎植入前遗传学诊断技术包括单基因病检测和染色体结构

重排检测、非整倍体检测，通过以上技术胚胎移植后获得持续妊娠的患者，仍需要进行侵入性产前诊断（羊水穿刺或脐血穿刺技术）。

Q: 什么是三代试管婴儿？

“三代试管婴儿”指的是胚胎植入前的遗传学诊断/筛查/检测技术。该技术是把试管婴儿获得的胚胎/囊胚/极体细胞进行活检后，取少量细胞应用细胞或分子遗传学技术进行遗传学检测筛选，鉴定是否存在遗传缺陷或进行人类白细胞抗原（HLA）分型，选择合适的胚胎/囊胚进行移植，从而阻断遗传病亲代传递的目的。该技术可降低胚胎遗传学异常的习惯性流产患者的流产率。是否可以增加试管婴儿妊娠率，目前仍有争议。

Q: 做了三代试管就一定不会流产吗？

复发性流产患者可选择胚胎植入前遗传学检测技术中的非整倍体检测技术。通过这一技术，可以筛选出非整倍体胚胎，然后选择整倍体胚胎进行移植，进而提高妊娠率、降低流产率。但是并不能完全避免流产，因为流产的原因有很多，这项技术只是降低了因胚胎非整倍体引起的流产概率，并不能避免其他原因引起的流产。

Q: 三代试管做一次就能怀孕吗？

不是的。三代试管即胚胎植入前遗传学检测技术（PGT），的确可以提高妊娠率，如果有整倍体胚胎可移植的话，单囊胚移植的妊娠率可达到 60% ~ 70%，但不能达到 100%。同时，这一技术对胚胎要求高，对于做 PGT 的人来说，如果卵巢储备功能较差，取的卵子数过少，可能出现因为没有囊胚形成或者 PGT 筛查后没有非整倍体囊胚可移植的情况。

Q: 第一胎是女孩，二胎想要男孩可以做三代试管吗?

我们国家的政策不允许任何非医学指征的性别选择。经常有人会要求技术人员挑选男性胚胎移植，认为可以通过胚胎形态识别胚胎性别，但回答是否定的。技术人员无法通过胚胎形态判断性别。

Q: 之前引产过 21- 三体综合征患儿，可以做三代试管吗?

如果只有一次 21- 三体综合征患儿引产史，可以先对夫妻双方进行评估，如年轻、卵巢储备功能正常，没有不孕病史，也没有相关家族史，则不具备三代试管的指征。如果患者除引产过 21- 三体综合征患儿之外，还有过自然流产、胎停育病史，那么为了减少再次因为胚胎非整倍体引起的流产，可以知情选择三代试管。

Q: 血友病患者可以做三代试管吗?

血友病是一种 X 染色体连锁的隐性遗传性出血性疾病，主要分为 A、B 两型，分别为凝血因子Ⅷ和Ⅸ基因突变引起其量的缺乏或质的异常所致。血友病 A 和血友病 B 均为 X 连锁隐性遗传的单基因病，致病机制为位于 X 染色体长臂末端的 *F8* 或 *F9* 基因存在致病性变异。重型血友病 A 患者反复出血可能致残、致死，且 F8 制剂替代治疗昂贵，需要终身治疗，给家庭和社会带来沉重负担。

对于生育重型血友病患儿高风险的夫妻，如先证者诊断明确且基因致病性变异明确，同时对夫妻双方进行生育力评估后，可以经临床遗传咨询知情选择三代试管。

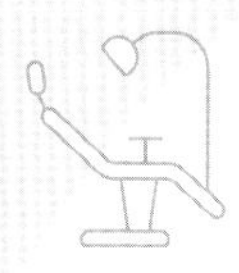

第十三章

人工授精

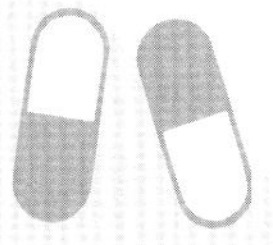

第一节

快速了解人工授精

Q: 什么是人工授精?

人工授精就是把丈夫的精液经过实验室的浓缩处理以后，再通过一根极细的导管注射回妻子的宫腔里的一个操作。

Q: 什么样的人适合做人工授精?

人工授精特别适合精液轻中度异常的男性不育症，其他的一些情况，如不明原因的不孕、子宫内膜异位症需要积极助孕、一侧输卵管不通但另一侧通畅的患者，这些都可以选择做人工授精。

Q: 人工授精需要吃药吗?

一般来说人工授精不需要吃药。如果月经每个月都按时来，每次的月经量都正常的话，说明排卵没有问题，不需要吃药，只需数次行 B 超检测或者自己用试纸测排卵确定排卵的日期，然后做人工授精即可。但是如果本身存在卵泡发育异常，则需要口服促排卵药来促排卵。

Q: 人工授精需要打针吗?

一般来说人工授精不需要打针，也不需要吃药，只需要数次行B超检测或者自己用试纸测排卵确定排卵的日期，但是如果无排卵，吃促排卵药也效果不佳，则需要打针。为了提高人工授精的成功率，医生有时也会在人工授精前打“破卵针”促进卵泡排出。

Q: 人工授精很麻烦吗?

人工授精其实挺简单的。在女性排卵前后丈夫留取精液，经过实验室处理浓缩后，通过一根非常细的无菌管注射回女性的宫腔里，这个操作过程只需要半天左右，也不过多影响工作和生活。确定人工授精的日期和监测排卵指导同房的过程非常类似。如果接受人工授精的患者本身没有排卵的话，需要促排卵治疗。

Q: 患者输卵管不通，能做人工授精吗?

双侧输卵管不通不能做人工授精，但是仅一侧输卵管不通，在通畅侧输卵管的卵巢排卵时，可以做人工授精。

Q: 男性患弱精子症能不能做人工授精?

弱精子症分很多的级别，轻度的弱精子症可以做人工授精，重度的弱精子症做不了人工授精，可能需要做试管婴儿。

Q: 人工授精大概需要多长时间能做上?

人工授精不需要排队，在接受人工授精前完善化验。化验一般只需要抽血一次，结果等待 3 ～ 7 天即可。所以一般在当月的早卵泡期（就是月经期）来抽血都能赶上做人工授精。人工授精需要监测排卵或者自己用试纸测排卵，找到排卵的时间即可做。

Q: 人工授精和试管婴儿有什么区别?

人工授精只是把丈夫的精液经过实验室浓缩处理以后注射回妻子的宫腔。

试管婴儿不仅取出精液进行浓缩，并且把女性的卵子也抽出来，在实验室里将两者放在一起培养，培养 3 ～ 5 天后成了胚胎，再将胚胎放回妻子宫腔。可见人工授精在技术上比试管婴儿更容易。

Q: 人工授精的成功率是多少?

人工授精的成功率和正常试孕非常接近，每一次手术成功率为 15% ～ 20%。

Q: 人工授精疼不疼?

一般来说人工授精并不疼，但是部分女性的宫颈管曲度较大导致置管需要器械的帮助，这个帮助的过程可能会给接受人工授精的人带来不适。

Q: 人工授精可以麻醉吗?

因为绝大多数的人工授精患者都表示几乎不疼，所以一般人工授精不提供麻醉。且麻醉药物有可能会影响胚胎的发育，所以不建议人工授精的时候用麻醉药物。

Q: 人工授精能做几次？为什么做 3 ～ 6 次后医生就不建议再做了？

人工授精每一次的妊娠率为 15% ～ 20%，所以一般来说建议做 3 ～ 6 次。做 3 次人工授精，妊娠率理论上应该达到 50% ～ 60%。做 6 次人工授精，妊娠率应该能够达到 90% ～ 120%，所以如果做了 3 ～ 6 次还没有怀孕的话，那么再通过人工授精怀孕的概率就比较低了，所以医生说没有太大意义了。这就是为什么人工授精一般建议做 3 ～ 6 次。

Q: 子宫内膜异位症患者能做人工授精吗？

子宫内膜异位症可以考虑做人工授精。因为子宫内膜异位症会影响妊娠率，需要积极助孕，可以从人工授精开始尝试。

Q: 所有的不孕症患者都可以做人工授精吗？

不是所有的不孕症患者都可以做人工授精。人工授精需要有至少一条通畅的输卵管、经过浓缩可以够用的精子以及有正常的排卵。这其中任何一个环节出现了故障，都不可以做人工授精。例如，输卵管双侧不通，严重的少、弱、畸形精子症，排卵障碍，这些情况如果未经纠正就无法做人工授精，即使做人工授精也很难获得妊娠。

Q: 人工授精的花费是多少？

人工授精每次 2000 ～ 3000 元。其中手术费为 1000 ～ 2000 元，化验费大约 1500 元。

第二节 人工授精的注意事项

Q: 人工授精会出血吗?

人工授精极少出血，但如果因进管困难而碰触到宫颈管或者患者有宫颈柱状上皮异位，经过碰触会有出血。

Q: 人工授精时出血了怎么办?

人工授精的出血要区分是哪一种，如果仅仅是宫颈柱状上皮异位所致的出血，流到了阴道，一般是不影响妊娠结局的，只需要观察出血。如果出血量逐渐减少，一般不会有太大的影响。如果出血越来越多或者是出血量比较大，甚至达到了每 0.5 ～ 1 小时湿透一片卫生巾，在这种情况下就需要急诊就诊。

Q: 人工授精后有液体流出来怎么办?

人工授精的精液浓缩后会放在大约 0.5 mL 的注射液体里，这些液体有一些会回流到阴道里，术后流出来，这都是正常现象，不会影响妊娠结果。

Q: 人工授精以后患者应该注意什么？需要躺多久？

人工授精后没有特殊需要注意的，人工授精和正常妊娠备孕非常相似。不建议人工授精后躺过长时间，一般来说 15 ～ 30 分钟足够了。国外甚至有学者认为术后无须平躺，并不影响妊娠结果。

Q: 人工授精后怀孕的概率有多少？多长时间能知道自己有没有怀孕？

一次人工授精后怀孕的概率和自然受孕类似，为 15 ～ 20%。人工授精后怀孕的话大约 2 周可以测到早孕试纸阳性，如果 2 周没有测到也可以等到 3 周左右。

Q: 没怀上可以马上再做一次人工授精吗？没怀上可以马上转做试管婴儿吗？

没怀上可以马上继续再做人工授精，总的次数建议控制在 3 ～ 6 次。

如果一次人工授精没有怀上，不建议马上转做试管婴儿，建议尝试 3 ～ 6 次人工授精，还没怀上再考虑转做试管婴儿治疗。当然，如果在做人工授精的过程中发现一些异常，无法再做人工授精的话，可以转试管婴儿治疗。

Q: 人工授精手术后多久能活动？

做了手术后半小时后可以正常活动，鼓励手术后多活动；不鼓励特殊或异常剧烈的活动，也不鼓励一直平躺不活动。因为术后可能会妊娠，所以不建议进行极限运动。

Q: 人工授精手术后可以同房或者练瑜伽吗？

术后可以正常规律同房。如果出现阴道出血，建议止血后再同房，以防止生殖道感染。术后可以正常进行低中等强度的体育运动，可以练瑜伽。

Q: 人工授精手术后吵架或生气会不会不容易怀孕？

术后吵架一般不影响妊娠，但是过于焦虑可能会有一定的影响，但这个说法并没有得到更多的科学支持。生气是否会导致不容易怀孕有一定的假说可能，但是科学数据支持还并不太多。

Q: 人工授精手术后有什么忌口吗？

饮食上没有什么忌口，注意饮食卫生即可，防止患肠胃炎。受术者可以少量喝咖啡，每日不超过 2 杯；可以吃水果；可以吃辣椒；可以少量喝可乐，不建议喝过多可乐；要保持健康的生活方式。

Q: 人工授精手术后什么时候需要去医院？什么时候可以查早孕试纸？

术后 2 周没有来月经，可以考虑去医院检查或自查早孕试纸。如果术后 2 周来的月经量很少，也可以考虑查早孕试纸。

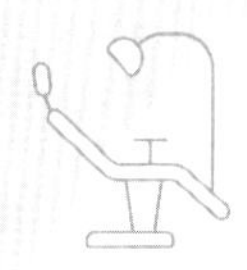

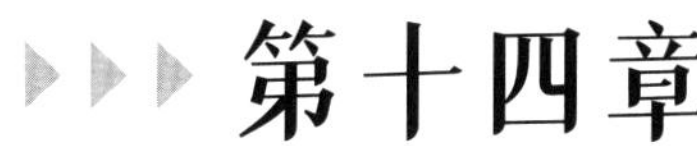

第十四章

人工流产

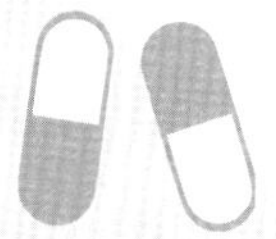

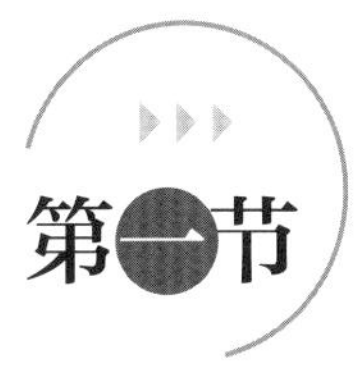

第一节 人工流产相关知识

Q: 怎样才能做到有计划地生育?

2017 年世界卫生组织将计划生育定义为夫妇双方能够得到期望抚养孩子的数量，并决定生育间隔。有计划地生育主要是通过高效安全的避孕方法和治疗不孕不育来实现。

有计划地生育主要通过生育调节来实现，根据夫妇双方对生育的不同需求，给他们提供相应的技术服务。对有生育要求者，医疗保健机构应该为他们提供优生、优育指导，帮助其进行科学备孕。而没有生育要求者，则应该为他们提供避孕方法的咨询指导、提供避孕药具和计划生育技术服务。对于有生育要求但未避孕一年还未受孕者，医疗保健机构应该为夫妇双方提供不孕不育的治疗。

Q: 什么情况下要做人工流产?

人工流产是指采用手术、药物或两者结合的人工方法终止妊娠。临床上，其主要用于以下情况。

（1）避孕失败等所导致的非意愿（意外）妊娠的终止，作为避孕失败的补救措施。

（2）因医学原因不宜继续妊娠，如母体合并或并发某种疾病（包括遗传性疾病等），围生期保健、产前筛查及产前诊断提示胎儿异常（包括胎儿畸形）等妊娠的终止，为治疗性流产。

具体的人工流产的方法需要根据不同的孕期需要流产的原因等进行选择。终止早期妊娠的人工流产方法包括手术流产（负压吸引术和钳刮术）及药物流产；终止中期妊娠的人工流产的方法包括依沙吖啶羊膜腔内注射引产、米非司酮配伍米索前列醇引产、水囊引产及剖宫取胎术。由于人工终止中期妊娠，对妊娠女性身、心健康的影响远大于早期妊娠者，故对于避孕失败所导致的意外妊娠，建议应尽早终止。

Q: 我国目前的人工流产情况如何？

2009—2013 年，全国人工流产数量为 600 万～ 700 万，到 2014 年已经超过了 900 万。由于未采取避孕措施或避孕失败所导致的非意愿（意外）妊娠，需要行人工流产终止妊娠的流产数量一直在高线上徘徊。尽管 2016 年我国全面放开了二胎，使得人工流产数量稍有小幅下降，但到 2018 年又再次上升。

人工流产率是指人工流产数与育龄妇女人数之比，以千分率（‰）表示，理论上女性育龄期为 15 ～ 49 岁，近 5 年来孕龄期女性的人工流产率已达 28‰。

Q: 我国人工流产的特点是什么？

我国每年的人工流产数量多达 900 万，经调查发现人工流产人群呈现出 4 个特点。

（1）年轻化：根据吴尚纯教授等调查发现，在 39 820 的人工流产者中，25 岁以内的妇女占比为 47.5%。

（2）未育女性比例高：文献报道未育女性所占比例高达 49.7%，人工流产女性中首次妊娠者的比例为 35.8%。

（3）次数频繁：文献报道结果显示，在人工流产女性中，半数以上（55.9%）有过人工流产史。多次人工流产的女性比例为 13.5%（人工流产次数 3 次以上为多次人工流产）。

（4）间隔时间短：文献报道人工流产时间间隔在 4 年内的占 92.0%，45% 的重复人工流产间隔时间为 0.5 ～ 1.5 年。另有文献报道，在 1251 例重复人工流产者中，时间间隔< 6 个月、6 ～ 12 个月、> 12 个月所占比例分别为 30.7%（384 例）、27.3%（341 例）、42.0%（526 例）。研究表明，在人工流产的高危因素中，半年内有终止妊娠史占 36%，为首位；其次为人工流产> 3 次，占 17.7%。

Q: 怀孕后有哪些表现?

早期妊娠又叫早孕，是胚胎形成、胎儿器官分化的重要时期。早孕的临床表现如下。

（1）停经：对于平素月经规则、有性生活史的育龄健康女性，一旦出现月经推迟，首先应想到是否妊娠。

（2）早孕反应：除了停经外，还会出现食欲减退、喜吃酸食、厌油腻、恶心、晨起呕吐等早孕反应。早孕反应多在停经 6 周左右出现，一般在停经 12 周左右可自行消失。

（3）尿频：由于妊娠，子宫增大，在盆腔内压迫膀胱会导致尿频，当子宫超出盆腔后，尿频症状也会自然消失。

（4）乳房胀痛：妊娠后体内各种激素水平升高，乳房逐渐增大，有明显的静脉显露，乳头、乳晕着色加深。

Q: 怎么样才能尽早查出怀孕？

血、尿中人绒毛膜促性腺激素（hCG）升高是确定妊娠的主要指标。对于月经规则、有性生活史的育龄女性，一旦停经，可以通过检测血、尿中 hCG，确定是否妊娠。一般在受精后第 7 日，hCG 就能在血和尿中测出。目前临床上多使用早孕试纸法检测尿液，出现阳性者结合临床表现即可诊断妊娠。

Q: 怀孕后为什么要做超声检查？

妊娠早期超声检查的主要目的是确定是否为宫内妊娠，了解胚胎发育情况，估算孕龄，排除异位妊娠（宫外孕）和滋养叶细胞疾病，还可以排除是否有子宫、卵巢异常等情况。由于阴道超声较腹部超声的准确性高，临床推荐使用阴道超声进行早孕检查。

对于月经周期 28 天左右的女性，一般在停经 35 天时，宫腔内可见到圆形或椭圆形孕囊，妊娠 6 周时，可见到胎芽和原始胎心管搏动，提示宫内早期妊娠（早孕）。而月经周期延长者，往往排卵也延迟，故超声检查确诊宫内早孕的时间也相应延后。

超声检查在宫内未见到孕囊时，一定注意子宫旁的附件区有无异常回声，子宫直肠陷凹有无游离暗区，以排除异位妊娠。子宫内有时也会见到假的孕囊（蜕膜管型和血液形成），要加以鉴别，以免误诊为宫内妊娠。

临床上会将血中人绒毛膜促性腺激素（hCG）与超声检查相

配合，当血 hCG > 2000 IU/L，阴道超声未见到宫内孕囊时，异位妊娠诊断基本成立。

Q: 什么是剖宫产术后子宫瘢痕妊娠?

剖宫产术后子宫瘢痕妊娠是指受精卵着床于前次剖宫产子宫切口瘢痕处的一种异位妊娠，仅限于孕早期（≤12 周）。剖宫产术后子宫瘢痕妊娠会造成清宫术中及术后难以控制的大出血，需高度重视。对于有剖宫产史的女性，一旦查出尿妊娠试验阳性，要及时到医院就诊，行超声检查，以了解孕囊在子宫腔内的位置，以及胎囊与剖宫产瘢痕的关系，对子宫瘢痕妊娠尽早做出诊断，尽快处理。

如果剖宫产术后子宫瘢痕妊娠，在孕早期未就诊或未做出准确诊断，到孕中、晚期会严重影响妇女的生殖健康，甚至危及生命。降低剖宫产率是避免剖宫产瘢痕妊娠的关键。

Q: 流产前需要提供哪些信息?

对于确定为宫内早孕，要求行人工流产的女性，需要进一步了解其一般情况，包括年龄、职业、婚姻、既往病史、避孕史（是否避孕、避孕方法及避孕失败的可能原因）、月经史、生育史（包括人工流产次数、人工流产方式、自然流产次数等）、分娩史（包括分娩次数、分娩方式等），以便选择更加适宜的人工流产方式。

Q: 人工流产前还需要做哪些检查?

为保证实施人工流产术的安全性，术前要做一些相关检查，以了解流产者目前身体的健康状况。术前检查包括血常规、尿常规、血型、肝肾功能、凝血功能、乙型肝炎病毒表面抗原、丙型肝炎抗体、人免疫缺陷病毒抗体、梅毒抗体、心电图及阴道分泌物微生物检查。如化验或检查有异常者，需予以干预治疗。

Q: 人工流产方法有哪些？有什么区别?

人工流产是避孕失败的补救措施，包括手术流产和药物流产两种。适于早期妊娠（即≤ 12 周妊娠）的流产手术包括负压吸引术（孕 10 周以内）或钳刮技术（孕 10 ～ 12 周）。

手术流产指使用器械从宫腔吸出或刮出宫内孕囊和蜕膜组织。手术流产后的出血时间较短，流产不全的发生率较低。

而药物流产是通过使用两类药物（米非司酮和米索前列醇）来终止早期妊娠（停经≤ 49 天）的方法。此两种药物对孕囊和子宫具有协同作用，通过子宫收缩将孕囊从宫腔自然排出，而蜕膜组织则需要在后期自然排出，因此药物流产的出血时间较长，平均在 2 周左右。故药物流产导致流产不全的发生率高于手术流产。

Q: 人工流产安全吗?

手术流产和药物流产在临床上已使用多年，其技术已非常成熟，但无论是手术流产还是药物流产其都具有各自的优、缺点。流产者在接受人工流产的同时会有一定的风险，人工流产所引起的并发症会影响女性的身心健康。因此对要求终止妊娠的女性，最好在医生的指导下，选择相对安全、疗效可靠的流产方式。

Q: 年龄对选择人工流产的方法有影响吗?

确定宫内早孕后，可根据停经的天数及孕周大小选择人工流产方式。选择手术流产还是选择药物流产，需要考虑年龄因素。年龄 18 ～ 40 岁的健康女性，无吸烟等不良嗜好，可以选择药物流产。而年龄＞ 40 岁的女性，由于随着年龄增大，合并内、外科疾病的概率也在增加，故不推荐使用药物流产的方法。

Q: “无痛”与“有痛”的手术流产不一样吗?

这两种手术步骤是相同的。通常所说的无痛手术流产，就是在宫腔手术操作时，加用麻醉剂镇痛，以减轻流产者的痛苦。

无痛手术流产前，需要专业的麻醉科医生对流产者进行综合评估，了解流产者是否有麻醉禁忌证等。虽然施行麻醉后可避免术中疼痛，但同时流产者要面对麻醉本身带来的风险，所以对流产者身体状况的评估更加严格，这样才能保证手术的安全；另外，由于流产者处于“意识消失的睡眠”状态，没有疼痛感，也增加了手术操作的风险，如子宫穿孔、出血等。

Q: 手术流产后应该注意什么?

（1）手术流产后，流产者要按照医嘱进行随访，如出现出血增多、持续不净或伴有腹痛、发热等，要及时到医院就诊。

（2）术后1个月内禁止盆浴、禁止性生活。

（3）休息2周，但不要求绝对卧床，可在家中活动，不要到人群密集的场所。

（4）饮食上注意增加营养，不要吃辛辣、生冷的食物。

（5）月经一般会在术后1个月左右来潮，如果术后40天左右仍无月经来潮或伴有下腹部胀痛，需及时到医院就诊。

Q: 手术流产中可能出现哪些异常?

（1）子宫穿孔：手术器械进入宫腔的深度明显超过子宫腔的深度，考虑为子宫穿孔，需严密观察流产者的生命体征，根据穿孔情况进行相应处理。子宫穿孔多见于合并高危因素者，如哺乳期子宫、剖宫产后子宫瘢痕、子宫过度倾屈等，临床上通过超声引导，可减少子宫穿孔的发生。

（2）人流综合征：表现为面色苍白、头晕、出汗、胸闷，检查发现心动过缓及血压降低。这是流产者精神紧张，加上牵拉、扩张宫颈管引起迷走神经兴奋所致。采用麻醉镇痛下的手术流产，可明显减少人流综合征的发生。

（3）术中出血：多发生在妊娠月份较大时，组织不能迅速排出，影响子宫收缩所致。注射缩宫素可促进子宫收缩，同时需尽快吸出或钳出胎盘及胚胎。对于意外妊娠要求终止者，应尽早就诊，以便确定适宜的手术时间。

（4）漏吸：在检查宫腔吸出物时，未见到绒毛组织或仅有少量绒毛组织；多见于子宫体过度屈曲、胎囊过小或子宫畸形。目前手术流产多在超声引导下施行，基本避免了漏吸的发生。

Q: 手术流产后可能出现哪些异常?

（1）人工流产不全：手术流产的常见并发症，表现为术后出血超过 10 天，出血量多于月经量或出血停止后又有大量出血，超声检查有助于确诊。人工流产不全多见于子宫体过度屈曲、子宫肌瘤或子宫腺肌症导致的宫腔变形或子宫畸形者。尽管目前手术流产多在超声引导下施行，但也不能完全避免流产不全的发生。

（2）术后感染：表现为下腹痛、阴道分泌物增多或不规则阴道出血，可伴有发热；多与流产不全或流产后过早性生活有关。

（3）宫腔、宫颈粘连：表现为月经量明显减少、闭经或周期性下腹痛等；多见于短时间多次手术流产史、生殖道炎症未治愈者。采取安全高效的避孕措施，减少意外妊娠发生，避免宫腔操作是预防宫腔、宫颈粘连的关键。

（4）继发性不孕：指手术流产后一年规律性生活未避孕但仍未受孕，占不孕症的 19.4%。继发性不孕与输卵管阻塞（慢性盆腔炎性疾病或子宫内膜异位症导致）、月经失调、宫腔粘连有关。采取高效的避孕方法、减少手术流产是保护女性生育力的关键。

Q: 手术流产诊疗流程包括哪些?

计划生育门诊就诊→查尿妊娠试验、B 超→确定手术时间→相关血、尿化验（空腹），心电图检查→病史采集、全身体格检查、妇科检查（阴道分泌物检查）、（医生）避孕宣教、签字→查看化验结果、麻醉评估（要求无痛者）→交回病历、了解术前注意事项、确定术后避孕方式→按约定时间准时抵到手术室（空腹、憋尿），需家属陪同。

Q: 药物流产真的没有痛苦吗?

药物流产属于人工流产的一种，是通过两种药物（米非司酮）和（米索前列醇）的协同作用，阻止胚胎发育，诱导子宫收缩，促使孕囊排出体外的一种流产方法。

米非司酮对子宫内膜孕激素受体的亲和力比孕酮高 5 倍，因而能和孕酮竞争结合蜕膜的孕激素受体，从而阻断孕酮活性而终止妊娠。同时妊娠蜕膜坏死，释放内源性的前列腺素，促进子宫收缩及宫颈软化。

而米索前列醇对妊娠子宫有明显的收缩作用，两者合用明显提高了药物流产的完全流产率。药物流产适用于孕 7 周（停经≤ 49 天）以内的早期妊娠，一般认为孕周越小药物流产的效果越好。

尽管药物流产方法简单，不需要宫腔操作，但同样也会有一些并发症发生。药物流产有流产失败或流产不全的可能，可能最终还需要通过手术刮宫来解决。准确地说：没有无痛苦、无伤害的人工流产。

Q: 什么情况下可以做药物流产?

药物流产的适应证包括以下情况。

（1）确诊为宫内早孕，停经≤ 49 天，本人自愿要求药物流产终止妊娠，年龄在 18 ～ 40 岁的健康女性。

（2）手术流产操作困难或高危人群，如生殖道畸形（残角子宫除外）、严重的骨盆畸形、子宫体过度倾屈、宫颈发育不良或宫颈坚韧、瘢痕子宫、哺乳期子宫、多次人工流产、有宫腔粘连史者。

（3）对手术流产有顾虑或恐惧心理者。

Q: 药物流产在用药过程中要注意什么？

（1）米非司酮：可以顿服或分服，服药前后禁食1～2小时，具体用法按照各医院要求进行。服用米非司酮需注意观察其可能引起的不良反应。注意有无腹痛和阴道出血、症状出现的时间、疼痛程度和出血量，如出血量多于月经量需注意有无组织排出，有异常情况时及时就诊。

（2）米索前列醇：首次服用米非司酮36～48小时（第3天上午）需到医院加用米索前列醇，并留院观察4～6小时。使用米索前列醇后，注意观察一般生命体征、胃肠道反应及其他不良反应，如恶心、呕吐、腹泻、头晕、腹痛、手心瘙痒和药物过敏等；密切观察阴道出血及孕囊排出情况。孕囊排出后如伴有大量出血，需急诊处置。孕囊排出后继续观察1～2小时，出血量有减少趋势方可离院。如留院观察6小时孕囊未排出，且无活动性出血，可以离院观察，并预约1周后复查。

Q: 药物流产后何时回医院随访？

（1）用药1周随访：孕囊未排出者离院后要注意阴道出血和孕囊排出情况，如出血多、有组织排出时随时就诊，否则1周随访。

（2）用药 2 周随访：离院前已排出孕囊且出血量少于月经量者，要持续关注阴道出血状况（出血量、持续时间），如出血量多于月经量或体温升高等，随时就诊，否则 2 周随访。

（3）用药 6 周后随访：对流产效果进行评定，了解月经恢复情况，并指导落实避孕措施。

Q: 药物流产可能出现哪些异常？

（1）流产失败：药物流产的完全流产率可高达 90% 以上，但至今仍有 2% ～ 5% 流产失败的案例继续妊娠或胚胎停止发育病例。其可能与对药物的敏感性低、药物代谢异常、个体年龄、孕次等有关，年龄大、孕次多者失败率较高。因此，孕周小、孕次少且年轻的女性更适合选择药物流产。

（2）流产不全：药物流产的不全流产率约占 5%。其出血时间平均在 2 周左右（包括点滴出血），1% ～ 3% 的病例因流产过程中大出血需急诊刮宫。孕周越大，发生不全流产的概率越大。故选择药物流产终止妊娠的女性，一定要清楚发生大出血时如何通过绿色通道得到及时救治，以确保生命安全。

（3）感染：流产后表现为持续下腹痛，疼痛程度因病情发展程度而异。其与药物流产后出血时间长、不全流产（宫腔残留组织）及未注意局部清洁或过早性生活有关，需及时就诊继续治疗。

Q: 药物流产后为什么还要使用中药？

药物流产和手术流产不同。手术流产一般可以一次完成孕囊和宫腔蜕膜组织的吸出，因此手术流产出血量少、出血时间短，不全流产的发生率低。而药物流产使用的米非司酮和米索前列醇通过协同作用使孕囊排出，但宫腔内的蜕膜组织只能随着体内激素水平的下降而缓慢排出。药物流产者加用中成药或中草药，通过其活血化瘀作用，尽快让宫腔内蜕膜组织排出，以缩短出血时间，降低流产不全的发生率，减少贫血和感染的发生。

Q: 药物流产需要休息吗?

药物流产属于人工流产的一种方式，方法比较简单，不需要宫腔操作，但因为药物流产在孕囊排出后，子宫的蜕膜组织需要在后期排出，会导致流产后出血时间长、出血量偏多，不全流产率高于手术流产。出血量多、持续时间长还导致贫血、感染等。因此，药物流产者需要适当休息，饮食上增加营养，提高自身的免疫力。这里指出的休息并不要求“绝对卧床”，还需要适当的活动，以利于子宫腔蜕膜组织的排出。

Q: 药物流产流程包括哪些?

计划生育门诊就诊→查尿妊娠试验、B 超→确定药物流产时间→相关血、尿化验（空腹）、心电图检查→病史采集、全身体格检查、妇科检查（阴道分泌物检查）、签字→查看化验结果、开药、了解药物流产注意事项→口服米非司酮 150 mg（在家）→按约定时间来计划生育门诊复诊，加用米索前列醇（空腹，需家属陪同）。

Q: 人工流产会影响女性的心理健康吗?

人工流产是避孕失败的补救措施，会给女性的生育力带来伤害，影响女性的身心健康。未婚者大多担心是否会影响到今后的婚姻，单位领导、同事知道后是否会影响仕途；已婚者常担心是否会留下后遗症、是否会影响到以后的生育等。

有文献报道，对停经 34 ～ 63 天、年龄 15 ～ 35 岁、要求人工流产的 168 例健康早孕女性，进行术前抑郁和焦虑症状调查，结果抑郁症状发生率为 82.7%（139/168），焦虑症状发生率为 59.5%（100/168）。其结果表明人工流产前抑郁和焦虑症状发生率较高，是早孕女性人工流产前常见的精神及心理障碍。

Q: 人工流产应该如何选择医疗机构?

有性生活的育龄女性一旦出现停经，要及时就诊。一定要选择有计划生育技术服务资质，并设有独立计划生育门诊和计划生育病房的医院。因为有资质的医院其计划生育科的医生也都具有计划生育技术服务合格证，可以独立进行各项手术操作，不仅可以保证医疗安全，同时还能为女性提供流产后避孕指导服务，以更好地保护女性的生殖健康。

Q: 人工流产后如何选择避孕方法?

人工流产后的关爱服务强调和重视对流产者的个性化避孕方案选择的指导。通常，在自愿的原则下，根据有无生育计划及是否合并妇科疾病等医生会帮助流产者选择适宜的避孕方法。

（1）2 年内有生育计划的夫妇，可采用复方短效口服避孕药、长效避孕针或皮下埋植剂。

（2）2 年内无生育计划的夫妇，首选长效可逆的避孕方法，包括宫内节育器、皮下埋植剂、长效避孕针。

（3）已经完成生育计划的夫妇，可在知情自愿的基础上实施女性或男性绝育手术。

（4）合并妇科常见疾病且有避孕需求的妇女，选择避孕方法应综合考虑疾病与避孕方法之间的相互影响及禁忌证，以及避孕方法对妇科疾病的预防甚至治疗的功效。

Q: 为什么人工流产后要予以流产者关爱?

早孕流产后数天内雌、孕激素就能恢复到妊娠前水平，促进卵泡发育的激素也随之恢复周期性分泌。一般在流产后 4 ～ 9 天，卵巢就重新开始受到促进卵泡发育的激素（即促卵泡素）的影响；在流产后 2 周左右，患者大多就能恢复排卵。如果不采取高效的避孕措施，可能会再次怀孕，此时如再次行人工流产，危害更加严重。

人工流产次数越多对女性生育力影响越大，人工流产≥ 3 次，大出血、穿孔、痛经、月经紊乱等并发症发生率可高达 34.6%，严重者可致生育力受损，增加早产、孕期或分娩时胎盘异常的发生率，以及围生期胎儿的死亡风险，影响母儿健康。

第二节 避孕相关知识

Q: 常用的避孕方法有哪些?

（1）宫内避孕器具：包括含有铜离子和孕激素左炔诺酮等活性物质的节育器具，需放置在宫腔内，起到避孕的作用。

（2）女用激素避孕药：包括复方短效口服避孕药、长效避孕针、皮下埋制剂、阴道避孕环和紧急避孕药等。

（3）男性输精管结扎绝育、女性输卵管结扎绝育。

（4）屏障避孕方法：包括避孕套（安全套）、阴道隔膜和子宫颈帽等。

（5）外用杀精药：包括凝胶、薄膜、栓剂等。

（6）自然避孕法：包括安全期避孕、哺乳期闭经避孕和体外射精避孕。

Q: 避孕方法的效果如何评价?

比尔指数是评价某避孕方法避孕，有效性的一个指标，指每100个妇女使用某一种避孕方法1年内所发生的妊娠人数。如果比尔指数为1，说明100名妇女在1年内使用某种避孕方法，有1名妇女意外怀孕。比尔指数越高，避孕方法失败率越高，而比尔指数越低，则避孕方法就更有效。比尔指数> 9 认定为低效的避孕方法，比尔指数 2 ~ 9 为有效避孕方法，比尔指数< 1 为高效避孕方法。

Q: 哪些属于非高效避孕方法?

非高效避孕方法可分为 2 类。

（1）有效避孕方法：比尔指数为 2 ~ 9，包括避孕套（安全套）、安全期、体外射精避孕法，但必须坚持和正确使用，否则失败率较高。

（2）低效避孕方法：比尔指数> 9，包括阴道杀精药（各种外用避孕药），属于效果较差的避孕方法。

Q: 什么叫高效避孕方法?

高效避孕方法是指比尔指数< 1 的避孕方法，包括宫内避孕药具（比尔指数 0.2 ~ 0.6）、皮下埋制剂（比尔指数 0.05）、长效避孕针（比尔指数 0.05）。这些方法强调必须正确（按产品和技术的使用说明）及不间断（坚持）使用，也就是所谓的“完美使用”。

另外，高效避孕方法还有男、女绝育（比尔指数 0.5），以及“完美使用”复方口服避孕药（比尔指数 0.3）。

Q: 何谓长效可逆的避孕方法?

长效可逆的避孕方法是指比尔指数< 1，高效且长期有效的避孕方式，同时是一种“一旦准备生育就可以停止使用，而且很

快会恢复生育功能”的避孕方法。其主要包括左炔诺孕酮宫内缓释系统（比尔指数 0.2）、含铜宫内节育器（比尔指数 0.6）、皮下埋植剂（比尔指数 0.05）、长效避孕针（比尔指数 0.05）。

男性输精管绝育和女性输卵管绝育则属于长效不可逆的避孕方法，有生育要求时需行输精管或输卵管吻合术。

Q: 导致避孕失败的主要原因有哪些?

通过分析人工流产的女性避孕失败的原因，我们发现其主要原因多为采用安全期避孕法和体外射精法，以及避孕套避孕法。

预期排卵日的前 5 天到后 4 天之间的 10 天定为易受孕期，这 10 天以外即为所谓的安全期。安全期对于月经不规律者来说，由于月经周期长短不一，排卵时间难以判断，加上情绪、环境等诸多因素也会影响排卵，所以安全期不采取避孕措施的话，怀孕的概率非常高，在实际使用中失败率可高达 25%。

至于体外射精避孕法就更不可靠了，不推荐使用。

“避孕套”又叫“安全套”，避孕失败的原因多由于没有做到每次性交都使用；或没有全程使用，而是在有射精感时才用（如果没有全程使用，失败率可高达 15%）；或者使用方法不对，导致安全套破裂。

Q: 宫内节育器（宫内环）有哪几种？如何选择?

宫内节育器俗称宫内环，是一种长效、高效、可逆的避孕方法。目前使用的宫内节育器有含铜离子的和含孕激素左炔诺孕酮的宫内节育系统。

含铜的宫内节育器在我国使用最广泛，含铜的表面积越大避孕效果越好，使用年限越长。随着含铜面积的增大，其不良反应也随之增加，表现为月经量增多、经期延长或点滴出血。月经量过多、月经频发或有阴道不规则出血的女性不适合放置含铜的宫内节育器。另外还要注意，对铜过敏的女性也不适合放置含铜的宫内节育器。含铜的宫内节育器形式多样，获取方便，价格便宜，国家还可以免费提供。

含孕激素左炔诺孕酮的宫内节育系统有效期为 5 年，为 T 形，纵管内贮存人工合成孕激素左炔诺孕酮，纵管外包有含聚二甲基硅氧烷的控释膜控制药物的释放；纵管内含 52 mg 左炔诺孕酮，每天释放 0.02 mg。其主要不良反应是月经模式改变，表现为月经量减少、不规则出血，但随着放置时间的延长，不规则出血会有所好转；5 年内有 30% ～ 50% 患者出现闭经，取出后很快会恢复月经，不影响生育力。人工流产后即刻放置这种宫内节育器可减少盆腔感染，预防宫腔、宫颈粘连，同时对缓解痛经、减少月经量和治疗子宫内膜增生等方面起着很好的辅助作用。故这种宫内节育器适用于月经量多、轻度子宫内膜异位症伴疼痛、子宫内膜息肉术后等患者。其避孕有效率达 99% 以上，而且不影响 CT 和磁共振成像检查。

Q: 什么是皮下埋植剂避孕法?

目前在中国上市的皮下埋植剂为国产的左炔诺孕酮硅胶棒和 3- 酮去氧孕烯植入剂。

皮下埋植剂的避孕机制主要是影响卵泡的发育，造成黄体功能不足，以及抑制子宫内膜、宫颈黏液及输卵管从而避孕。适用于年龄< 40 岁的健康女性；要求长期避孕又不适宜或不能放置宫内节育器者或多次放置宫内节育器失败者，不能按时服用避孕药或对雌激素有禁忌证和严重不良反应者，如子宫发育畸形、哺乳期的妇女等。

Q: 手术流产完成时可以同时放置宫内节育器（宫内环）吗?

由于早孕人工流产后 2 周就可能恢复排卵，为了避免再次意外妊娠，可以在手术流产完成同时放置宫内节育器。其优势为流产后子宫颈口松弛，子宫蜕膜清理干净，使放置宫内节育器手术操作更为简单、便利和准确。由于人工流产对女性身体、心理、时间和经济的影响，此时女性对避孕有更强烈的愿望，也更容易接受，及时放置可以避免再次意外妊娠及再次手术。

手术流产确认宫内妊娠组织无残留和无感染迹象后，医生会根据宫腔形态及宫颈松弛度选择合适的宫内节育器即时放置。

Q: 人工流产后可以立即使用复方短效口服避孕药吗?

年龄< 40 岁的健康育龄女性，人工流产后可以使用复方短效口服避孕药。因为复方短效口服避孕药有近 99% 的避孕效果，不受流产方式的限制，手术流产者当天即可使用，药物流产者当天孕囊排出后即可使用。该药的使用也不受流产并发症（如出血、损伤等）限制，对出血或贫血女性很友好。复方短效口服避孕药除了避孕外，还可以促进人工流产患者的恢复，减少术后的并发症发生。

需要强调的是，使用复方口服避孕药者一定要坚持每天按时服用，这样才能保证近 99% 的避孕效果。

Q: 紧急避孕药可反复使用吗?

目前常用的紧急避孕药物是左炔诺孕酮，它的主要作用机制是抑制排卵，从而影响卵子和精子的结合。但是，一旦卵子和精子结合，再采用此药的避孕作用就会减弱。使用紧急避孕药的失败率会随着服用紧急避孕药时间的后延而增加，所以在无保护性生活后应该尽早服用紧急避孕药。

左炔诺孕酮中所含的激素量偏大，会影响女性的月经周期，所以它只能作为避孕失败的补救措施，而不应作为常规的避孕方法，每年紧急避孕药的使用不应超过 3 次。

Q: 复方短效口服避孕药还能治疗妇科病吗?

复方短效避孕药是由雌激素和孕激素组成的复合制剂。雌激素除了人工合成的雌激素炔雌醇外，还有天然雌激素戊酸雌二醇。孕激素成分各不相同，具有不同的特点，构成了不同的配方制剂。

复方短效口服避孕药的作用机制主要是抑制排卵，使子宫颈黏液变稠，阻止精子进入宫腔，改变子宫内膜形态，使得受精卵不易着床等。如果能按要求规范使用即所谓的“完美使用”，其避孕效果可高达 99%。

除了有避孕作用外，该药物还可以治疗和预防以下一些妇科疾病 : ①月经紊乱；②经前期综合征；③女性痤疮、多囊卵巢综合征；④子宫内膜异位症、子宫腺肌病及痛经；⑤慢性盆腔疼痛、盆腔炎；⑥减少子宫肌瘤和子宫内膜息肉术后复发；⑦降低卵巢癌和子宫内膜癌的发病风险。

Q: 使用复方短效口服避孕药时需注意什么？

复方短效口服避孕药属于高效、可逆、简便的避孕方法。在使用前需排除禁忌证，并做好相应检查。健康的育龄女性使用复方短效口服避孕药是相对安全的，建议每天在相对固定的时间服用，不要漏服。

该药使用过程中每年需定期，测量血压，进行乳房、腹部及盆腔检查，发现异常应及时停药评估其使用的安全性。如果需长期制动或出现血栓、心脑血管事件等严重情况时，应立即停药，就诊咨询。国外指南指出，正常健康女性每年体检无禁忌证可持续服用至绝经期。

Q: 为什么用了紧急避孕药还会怀孕呢？

紧急避孕药不能作为常规的避孕方法使用，它是避孕失败的补救措施，要求在未采用避孕措施性行为或避孕失败后 72 小时内服用 1 片，12 小时重复服 1 片。如果距离未防护性生活的时间太长（5 天以上）、服用后仍发生无防护性行为或服药前有多次未防护的性行为，均可能避孕失败。

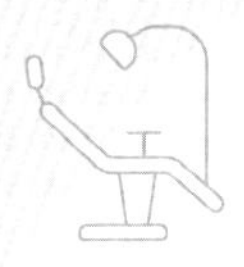

第十五章

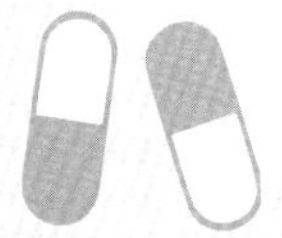

自然流产 / 胎停育

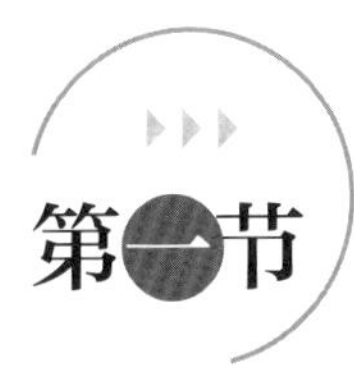

第一节 自然流产相关知识

Q: 什么是自然流产？

自然流产指的是胎儿体重小于 1000 g、妊娠满 28 周前发生的妊娠终止。其临床表现形式多样，包括生化妊娠、空孕囊、胚胎发育逐渐停止、胚胎或胎儿死亡，以及胚胎及其附属物排出等。

Q: 什么是生化妊娠？

生化妊娠指的是血或尿中检测到人绒毛膜促性腺激素水平升高，但超声检查宫内或宫外均未见胎囊或包块。

生化妊娠属于早期自然流产的一种，目前各国指南或共识对生化妊娠是否纳入自然流产管理的意见尚不完全统一。欧洲 2017 年发布的《欧洲人类生殖与胚胎学会复发性流产指南》（*Recurrent pregnancy loss Guideline of the European Society of Human Reproduction and Embryology*）及我国最新的《复发性流产诊治专家共识（2022）》均认为生化妊娠也是妊娠失败的一种表现形式，属于妊娠丢失的范畴，应纳入自然流产加以管理。

Q: 自然流产可分为哪几种类型?

自然流产按发展的不同阶段分为以下类型：先兆流产、难免流产、不全流产、完全流产。

先兆流产指的是妊娠 28 周前先出现少量阴道出血，常为暗红色或血性白带，没有妊娠组织排出，伴或不伴有下腹痛。此阶段经休息或对症治疗后症状好转，可继续妊娠；如出血增多或下腹痛加剧，可发展为难免流产。

难免流产指的是流产不可避免，此时出血增多，腹痛加剧，或出现阴道流液。

不全流产指的是难免流产继续发展，部分妊娠组织排出宫腔，还有部分组织残留于宫腔内或嵌顿于宫颈口处，影响子宫收缩，可导致大量出血，甚至发生休克，如果在保胎过程中出血量明显多于月经量的情况应急诊就医，可能需要即刻清宫止血。

完全流产指妊娠物已经完全排出，阴道出血逐渐停止，腹痛症状逐渐消失。

Q: 引起自然流产的原因有哪些?

自然流产的病因包括胚胎因素、母体因素、父亲因素和环境因素。胚胎或胎儿染色体异常是早期流产最常见的原因，占 50% ～ 60%。母体因素包括全身性疾病、遗传因素（染色体异常）、生殖器官异常（如子宫畸形、子宫肌瘤等）、内分泌异常（如黄体功能不全、高泌乳素血症等）及免疫功能异常（如抗磷脂综合征）。父亲因素包括不良生活习惯、吸烟、饮酒及疾病造成的精子异常。如果需要排查自然流产的原因，建议夫妻双方都进行检查。

为何高龄女性自然流产风险增高?

这里的高龄是指35岁以上。伴随年龄增加，卵子染色体异常概率明显增加，因而胚胎染色体异常概率增加，从而导致自然流产风险增加；同时高龄女性合并全身疾病（如高血压、糖尿病、甲状腺疾病）及子宫异常（子宫肌瘤、子宫腺肌症等）等概率均增加，这些都会增加自然流产的风险。

卵巢储备功能低下与自然流产有关吗?

大量的证据表明卵巢储备功能低下与自然流产有关。导致卵巢储备功能下降的因素包括高龄、遗传因素、卵巢手术、化疗等。卵巢储备功能低下包括卵子数量和质量的下降，卵子质量下降可能导致胚胎质量下降，从而导致自然流产风险增加。

早孕期间发生少量阴道出血，要到医院来检查吗?

如果女性月经推迟、自测早孕试纸提示已经怀孕，此期间发现少量阴道出血，伴或不伴有下腹痛，建议及时就诊。通常需要进行阴道超声检查判断是宫内妊娠还是宫外孕，同时抽血测定hCG水平辅助判断。

早孕期间发生阴道出血，什么情况需要到急诊就诊?

早孕期间如果阴道出血明显增多，伴阵发性下腹痛，需要到急诊就诊，医生根据出血情况及检查结果判断是否流产以及流产的类型，决定是继续妊娠还是即刻行清宫术止血。如果发现怀孕后有阴道出血伴一侧下腹痛或者晕倒的情况，应立即到医院急诊就诊，检查原因是否为宫外孕或其他紧急异常情况，给予及时救治。

Q: 早孕期超声是经阴道还是经腹进行？

在大多数人的印象里，早孕期间只能做憋尿后腹部超声检查，认为经阴道超声不安全。而事实是，经阴道超声可以更清晰地显示盆腔的情况，更准确地判断宫内还是宫外妊娠，同时不会增加出血或流产的风险。因而绝大多数有条件的医院都采取经阴道的早孕期超声检查。

Q: 怀孕后阴道出血需要检验哪些项目？

如果月经推迟后早孕试纸自测提示阳性，同时发生少量阴道出血，伴或不伴有下腹痛的情况，为判断是否妊娠及妊娠状态，往往需要抽血结合超声检查。抽血可根据具体情况酌情选择检查人绒毛膜促性腺激素（hCG）、雌激素、孕激素水平。

Q: 监测 hCG 翻倍的意义是什么？

既往有胎停育或自然流产病史的患者，再次怀孕后应定期监测 hCG，动态观察 hCG 翻倍情况判断宫内胚胎发育状况。一般在妊娠 7 周内，hCG 浓度每 48 ～ 72 小时增加一倍，若浓度上升缓慢，提示异常妊娠（异位妊娠或早期胚胎死亡）。hCG 浓度在 8 ～ 10 周达高峰，平均为 60 000 ～ 90 000 mIU/mL，但正常范围很大（5000 ～ 150 000 mIU/mL 或以上），之后 hCG 水平下降。

Q: 早孕需要监测雌激素和孕酮水平吗？

通常情况下，早孕不需要特殊监测雌激素和孕酮水平，但对于经辅助生殖技术后妊娠，或者既往有自然流产 / 胎停育史的女性，为判断胎儿宫内状态及黄体功能，可以在检查 hCG 的同时检查雌激素及孕酮水平，用于判断是否需要调整用药剂量及判断预后。

Q: 一次自然流产后需要检查哪些项目？

对于仅有 1 次自然流产史的患者，无须特殊检查及处理。计划再次妊娠时可根据自身情况决定是否到医院检查，如存在异常情况，如月经周期紊乱、严重痛经、月经量改变等，可到生殖专业门诊就诊评估生育力，对影响生育的情况做相应处理。如有多囊卵巢综合征，则按多囊卵巢综合征诊治原则处理；如无异常及特殊临床表现，仅需一般对症处理即可。

Q: 胎停育指的是什么？

胎停育是稽留流产的通俗说法，指的是超声检查判定的宫内妊娠囊或胚胎停止生长，或胎心消失但妊娠组织尚未排出的一种状态。

Q: 胎停育（稽留流产）的超声诊断标准是什么？

早期妊娠稽留流产的超声诊断标准如下：①超声检查胎芽

头臀长≥ 7 mm，未见胎心搏动；②宫腔内妊娠囊平均直径≥ 25 mm，但未见胎芽；③宫腔内妊娠未见卵黄囊，2 周后仍然未见胎芽和胎心搏动；④宫腔内妊娠可见卵黄囊，11 天后仍然未见胎芽及胎心搏动。

Q: 先兆流产患者如何保胎?

如果早孕后发生少量阴道出血，伴或不伴有轻微下腹痛时应及时就医。结合医生检查及超声检查提示宫内妊娠，同时抽血检查 hCG、雌激素、孕激素水平辅助判断妊娠情况及黄体功能。若确定为先兆流产，最常用的药物就是天然的黄体酮，口服或肌内注射。同时需要结合自身情况对症处理，如果合并甲状腺功能异常应同时检查甲状腺功能并调整用药。先兆流产保胎也可以应用中药，结合辨证施治配伍相应的中药安胎。但先兆流产不提倡盲目保胎。

第二节 胎停育相关知识

胎停育可以等待自然排胎吗?

胎停育可以采取的治疗方式包括期待治疗、药物治疗和手术治疗。对于早期妊娠胎停育，孕周较小且判断胎儿停止发育的时间较短，可选择期待治疗。患者可以等待妊娠物自然排出，期待时间为 7 ～ 14 天。如果超过 14 天妊娠物仍未排出，则应该选择其他治疗方式。

早期妊娠胎停育的期待治疗成功率近 80%，期待治疗期间，出现阴道流血量大于月经峰值量、严重腹痛及疑似感染时需及时就诊。接受期待治疗的女性中大约有 10% 会发生不全流产，需要手术治疗；另有约 10%的女性不愿意继续等待而选择手术终止。

胎停育选药物流产还是人工流产?

药物治疗是指使用药物模拟自然流产过程，可以避免手术创伤。

1. 如果存在以下情况则首选药物治疗。

（1）手术治疗操作困难：子宫畸形（残角子宫除外）；严重

骨盆畸形，保持平躺或膀胱截石位困难；子宫极度倾屈、宫颈发育不良 / 宫颈坚韧、有宫颈手术史等。

（2）不愿选择手术流产者。

2. 可选择手术终止的情况如下。

（1）有药物流产禁忌证。

（2）要求尽快结束妊娠者。

手术治疗的优势是操作快捷，术后即可知组织物是否已经清除，疗效达 99%。但是手术治疗为有创治疗，可能发生各种近期和远期并发症。药物治疗为非侵入性治疗，但出血时间长，需要反复就诊，有失败及宫腔残留可能，同时有出现严重药物变态反应的报道。个人可根据自身情况、就诊方便程度、时间及个人意愿和医生沟通后知情选择人工流产方式。

Q: 流产清宫术后月经量减少是怎么回事?

部分女性在流产清宫术后出现月经量明显减少甚至闭经现象，应该加以重视。如果超声检查提示子宫内膜薄、可疑宫腔粘连，则需要应用宫腔镜进一步检查，以明确诊断，必要时行宫腔镜下宫腔粘连分解术。子宫内膜损伤是宫腔粘连的常见原因，而中重度宫腔粘连又可能引起不孕和再次自然流产。因而，建议大家在没有妊娠计划时做好避孕措施，避免或减少手术对子宫的损伤。

Q: 经历一次自然流产者，下次怀孕还会流产吗?

对于初次怀孕的女性，发生自然流产的风险为 12% ～ 15%；如果患者曾经历一次自然流产，再次怀孕后发生自然流产的风险大约为 24%。

Q: 自然流产后多久可以试孕?

在自然流产或流产清宫术后，女性身心都需要时间恢复，一般建议先避孕一段时间；如果有特殊情况可到医院评估，医生可帮助判断是否需要纠正自身的内分泌及其他紊乱情况，为下次妊娠做好准备。但具体避孕时间没有一致结论，一般建议 3 ～ 6 个月；年龄超过 35 岁或卵巢功能衰退者，应酌情尽早开始试孕。

Q: 流产后需要坐“小月子”吗?

传统观念认为流产后需要坐“小月子”，对此阶段的女性有很多要求和禁忌，这可能与古代医疗技术落后，妇女流产后常长期大量出血所致的身体抵抗力低下有关。如果流产合并大出血、出血时间长、发热、感染等并发症，的确可能导致女性身体抵抗力下降。此时应该注意休息，适当补充营养，避免感染，适量运动（不必终日卧床休息）。

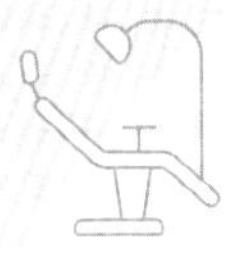

第十六章

复发性流产

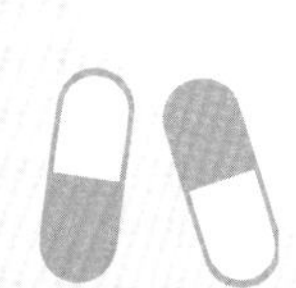

Q: 什么是复发性流产？

复发性流产的定义依据国情和临床实践的不同而有所差异。根据我国《复发性流产诊治专家共识（2022年版）》的建议，复发性流产的定义为连续发生2次及2次以上在妊娠28周之前的胎儿丢失，包括生化妊娠。

Q: 有复发性流产史的患者，需要做哪方面检查？

女性复发性流产病因复杂，40%～50%原因不明。随着医学进展，大家对复发性流产的认识也逐渐提高，目前需要检查的病因包括遗传因素（夫妻染色体及绒毛染色体异常）、解剖因素（子宫异常）、内分泌因素（多囊卵巢综合征、高泌乳素血症、甲状腺功能异常）、易栓症（遗传性易栓症和获得性易栓症）、免疫因素（自身免疫和同种免疫）。

男性因素与复发性流产的联系还存在争议，一般认为同时检查男性精液常规及精子DNA碎片有助于发现异常并改善结局。

Q: 复发性流产患者需要做宫腔镜检查吗？

复发性流产女性可能存在子宫异常，包括子宫畸形、子宫肌瘤、子宫腺肌症、子宫内膜息肉等。临床上首选经阴道超声判断子宫异常，必要时应用三维超声显示宫腔情况。对超声提示宫腔异常或可疑异常的情况需要宫腔镜检查进一步明确诊断和进行必要的手术治疗。对于超声检查未见异常的复发性流产女性，是否需要宫腔镜检查还没有明确的证据。在宫腔镜直视下检查宫腔形态，可能发现超声不可见的微息肉、子宫内膜炎症改变等，因而可根据病史酌情选择。

Q: 复发性流产合并纵隔子宫，需要手术吗？

纵隔子宫是复发性流产中最常见的子宫畸形，占全部子宫畸形的 44.3%。未经治疗的纵隔子宫再次妊娠时晚期流产率或早产率显著上升，但与早期流产的关系尚存在争议。对于有复发性流产病史的女性，可经阴道超声、三维超声或者磁共振成像进行检查并诊断子宫异常。

2016 年美国生殖医学学会实践委员会发布的子宫纵隔指南推荐对于前次妊娠丢失或不良产科结局的患者应该考虑子宫纵隔切除（C 级证据）。我国《复发性流产诊治专家共识（2022 年版）》指出，复发性流产合并子宫纵隔明显者可采用宫腔镜下纵隔切除术。

Q: 复发性流产检查原因发现甲状腺功能减退，医生建议吃左甲状腺素钠片，怀孕前需要停药吗？

甲状腺功能紊乱可能增加自然流产风险，目前 2022 年《孕产期甲状腺疾病防治管理指南》指出：对复发性流产者进行甲状腺功能筛查。对于复发性流产合并甲状腺功能减退的患者，应在孕前应用甲状腺素治疗，当甲状腺功能恢复正常后再考虑妊娠。

孕期需严密监测甲状腺功能，依据促甲状腺激素水平等变化及时调整甲状腺激素剂量，通常妊娠期间需要加量，千万要不能自行停药。

Q: 妻子复发性流产，丈夫需要检查吗?

2017 年，欧洲人类生殖与胚胎学学会指南建议对男方的生活方式（如吸烟、饮酒、运动方式以及体重）进行询问，进行精子 DNA 碎片检测（用于解释流产原因），不推荐常规对男性进行精子质量筛查。

我国《复发性流产诊治专家共识（2022 年版）》建议：不推荐对复发性流产患者的配偶常规进行精液质量筛查，除非以解释流产原因为目的，才可考虑对其配偶的精子进行 DNA 评估，建议向其配偶询问不良生活方式并记录。

Q: 复发性流产患者需要做绒毛染色体检查吗?

胚胎染色体异常是造成自然流产的常见原因，占 50% ～ 60%。对于绒毛染色体是否常规筛查，目前存在争议。2017 年，欧洲人类生殖与胚胎学学会指南提出 : 不常规推荐进行流产物遗传学筛查，但可以用于解释流产的原因（条件性推荐，2 级证据）。我国《复发性流产诊治专家共识（2022 年版）》建议：对仅有 1 次流产史的夫妇不推荐常规进行夫妇外周血染色体核型分析，推荐对复发性流产夫妇进行外周血及其流产物染色体核型分析。

Q: 复发性流产检查发现夫妻一方染色体平衡易位，可以做三代试管吗?

染色体平衡易位是指两条染色体同时发生一处断裂，并发生错误拼接交换（非同源末端链接）而引起的染色体结构变化。平衡易位是一种遗传病，可以遗传给后代，包括相互易位和罗伯逊易位。染色体易位的生殖细胞减数分裂形成大量染色体异常的精子或卵子，导致出现大量染色体异常的胚胎，临床表现为反复流产、不孕不育或出生缺陷。

如果复发性流产患者发现夫妻一方染色体平衡易位，首先应该到遗传门诊进行详细的遗传咨询，决定选择怀孕后产前诊断还是选择三代试管（即胚胎植入前遗传学检测技术）。对于复发性流产合并不孕、担心再次怀孕流产或引产的创伤者，可选择胚胎植入前遗传学检测技术筛选整倍体胚胎或者不携带平衡易位染色体的整倍体胚胎进行移植。

Q: 复发性流产患者再怀孕活产的机会大吗？

复发性流产的预后依赖于流产的病因、年龄和流产的次数。年龄越大，流产次数越多，得到活产的机会越低。如果有明确的病因，纠正内分泌、抗心磷脂抗体、解剖学异常等病因后可获得60% ～ 90% 的妊娠成功率。复发性流产的总体预后是好的，即便发生 4 ～ 5 次及以上的流产，下一次妊娠足月的机会仍然大于再次流产风险。基于以上原因，对于那些经历多次自然流产后心生恐惧不敢继续尝试者，还是鼓励尽早去找专业的医生就诊，趁年轻努力获得下次妊娠的活产。

Q: 复发性流产需要免疫治疗吗？

风湿免疫病是导致复发性流产等妊娠并发症的最常见原因之一。在妊娠状态下，母体产生的自身抗体和 / 或自身反应性淋巴细胞及某些细胞因子攻击滋养层细胞、母 – 胎界面血管内皮细胞及胎儿细胞，影响胚胎的种植及其今后的生长发育，严重者可导致复发性流产、早产、胎儿生长迟缓、羊水过少、死胎、子痫前期/子痫、溶血、肝酶升高和低血小板综合征等不良妊娠结局。其中以复发性流产最为常见。因而对复发性流产患者需要进行必要的免疫方面的筛查。针对存在的免疫异常，通常需要免疫科医生和生殖科医生共同管理，选择合适的药物进行免疫治疗。

Q: 复发性流产患者生活方式上有哪些注意事项?

不良生活习惯和不良环境暴露均会增加流产率。因而建议复发性流产患者纠正不良生活习惯、改变不良生活和工作环境、戒烟、戒酒，健康饮食（营养均衡、总量控制）、适量运动、保持充足的睡眠、减少焦虑。

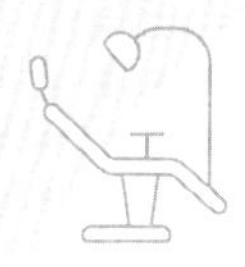

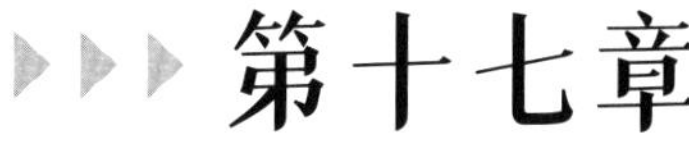

第十七章

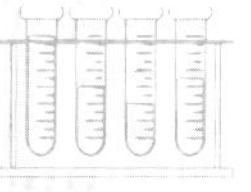

子宫内膜癌保留生育力

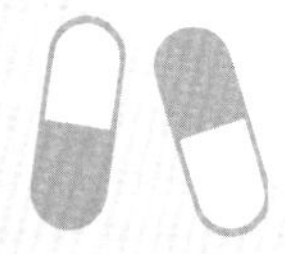

Q: 得了子宫内膜癌能不切子宫吗？

子宫内膜癌的标准治疗方式是手术切除子宫＋双侧卵巢、输卵管 ± 腹膜后淋巴结。对于一部分有生育意愿的年轻患者，如果满足保留生育功能治疗的条件，可以考虑选择不切子宫的保守治疗方式，最常用的方法是孕激素治疗和推迟手术分期，直到完成生育。这种方法仅限用于低危患者，保留生育力患者的疾病复发或持续风险高于切除子宫者。

Q: 对于适合保留生育力的子宫内膜癌患者，能不切除卵巢吗？

子宫内膜癌的标准治疗方式是手术切除子宫＋双侧卵巢、输卵管 ± 腹膜后淋巴结。对于有些符合特定条件的年轻患者可以不切卵巢，比如适合保留生育功能治疗的患者；对于年龄＜45 岁的低级别子宫内膜样癌、子宫肌层浸润＜1/2、术前检查和术中评估无卵巢累及和子宫外转移证据的绝经前患者，应切除双侧输卵管；对有胚系 *BRCA* 突变、Lynch 综合征或子宫内膜癌家族史的患者，不建议保留卵巢。

Q: 得了子宫内膜癌，还能有机会生孩子吗？

对于符合特定条件且有生育意愿的年轻患者，可以行保守治疗，保留子宫和 / 或卵巢，还有生孩子的机会。

Q: 所有子宫内膜癌患者都能保留子宫吗？

不是，只有符合保留生育功能治疗指征的患者才可以。需要满足的条件包括：①年龄≤40岁，有强烈的生育愿望；②病理组织类型为子宫内膜样腺癌，高分化（G1）；③影像学检查证实肿瘤局限在子宫内膜；④ER、PR均阳性表达；⑤血清CA125正常；⑥无孕激素治疗禁忌证；⑦治疗前评估生育功能，无其他生育障碍因素；⑧有较好的随访条件，对子宫内膜癌保留生育功能治疗所存在的风险充分知情同意。

Q: 子宫内膜癌患者保留卵巢有风险吗?

子宫内膜癌患者选择保留卵巢是存在风险的，因为大多数子宫内膜癌的主要危险因素是内源性雌激素过多（如肥胖）或外源性雌激素过多而无充足的孕激素拮抗，卵巢是雌激素和孕激素的主要内分泌器官。

Q: 吃药能治疗有生育要求的早期子宫内膜癌吗?

子宫内膜癌患者保留生育功能最常用的治疗方法是孕激素治疗，这种方法仅限用于低危患者。对于符合条件的患者，可以口服高效孕激素。

Q: 哪些药能治疗有生育要求的早期子宫内膜癌患者?

符合保留生育功能治疗指征的患者可采用以孕激素为基础的治疗方案，首选口服醋酸甲羟孕酮醋酸甲地孕酮。当首选药物疗效欠佳时，还可考虑采用促性腺激素释放激素激动剂（GnRHa）、左炔诺孕酮宫内缓释系统、芳香化酶抑制剂或中药治疗。合并2型糖尿病或胰岛素抵抗的患者，可同时使用二甲双胍。

Q: 有生育要求患者的早期子宫内膜癌吃多久药才能治好?

一般在进行保留生育功能的治疗过程中，医生会安排每隔 3 个月进行一次子宫内膜活检以明确内膜病变情况；一般在孕激素用药后 12 周起效，多数病例在用药 3 ～ 6 个月后病变缓解。目前的研究表明，子宫内膜病变缓解的中位时间为 8 周至 9 个月。由于个体及研究方法的差异，难以确定从开始治疗至组织学缓解的平均时间。

Q: 带环能治疗有生育要求患者的早期子宫内膜癌吗?

对于符合保留生育功能治疗指征的患者，左炔诺孕酮宫内缓系统可作为二线治疗方法，既可单独使用，也可与口服药物联合使用，现有研究更倾向于联合使用。

Q: 有生育要求的早期子宫内膜癌患者保留生育力的治疗方法有哪些?

这类患者的治疗方法包括药物治疗、手术治疗和一般治疗。药物治疗如前所述；手术治疗即宫腔镜下电切病灶组织，手术前后可使用大剂量孕激素或左炔诺孕酮宫内缓释系统及促性腺激素释放激素激动剂（GnRHa）联合使用。子宫内膜癌患者通常合并 2 型糖尿病、高血压和肥胖症，年轻患者中主要以肥胖症和 2 型糖尿病为主。患者体质质数（BMI）> 35 kg/m^2 时，子宫内膜癌的发生风险将显著增加。控制体重，使 BMI ≤ 25 kg/m^2，控制和稳定血糖，有助于提升疗效。部分患者辅助中药治疗可以改善疗效。

Q: 有生育要求的早期子宫内膜癌患者治好后会不孕吗？能自然受孕吗？

子宫内膜癌患者在选择保留生育功能治疗前，会在生殖中心进行生育力评估，如果没有合并其他导致不孕的因素及合并症，在治疗好子宫内膜癌后可以选择自然妊娠；如果合并肥胖症、多囊卵巢综合征、卵巢储备功能下降、输卵管不通、男性不育等，可直接采用辅助生殖技术助孕。

Q: 有生育要求的早期子宫内膜癌患者治好后就得立马怀孕吗？

子宫内膜癌保留生育功能治疗后有一定的复发概率，建议达到病变完全缓解后尽快妊娠。

Q: 有生育要求的早期子宫内膜癌患者治好后就得立马做“试管婴儿”吗？

建议患者在子宫内膜癌保留生育功能治疗达到完全缓解后，尽快行孕前检查，进一步明确是否存在影响妊娠的因素。根据不同情况实施个体化助孕方案，如监测排卵、诱导排卵。

对于卵巢储备功能良好、有排卵、输卵管通畅、精液基本正常的夫妇建议自然妊娠，监测排卵，指导性生活，期待 3 个月，如仍未怀孕，建议采用辅助生殖技术助孕；也可直接采用辅助生殖技术助孕。

对于无排卵患者建议采用诱导排卵、指导性生活，如 3 个月仍未怀孕，建议采用辅助生殖技术助孕；也可直接采用辅助生殖技术助孕。

对于合并肥胖症、多囊卵巢综合征（PCOS）、无排卵、卵巢储备功能下降等患者建议尽早采用辅助生殖技术助孕。

Q: 为什么还要做宫腔镜手术?

宫腔镜手术可去除宫腔内病灶，同时行病理学检查，以评估药物治疗的疗效。

Q: 有生育要求的早期子宫内膜癌患者要多久做一次宫腔镜检查?

药物治疗期间推荐每12周进行一次宫腔镜检查，并采集子宫内膜组织送病理检查，评估治疗效果。

Q: 有生育要求的早期子宫内膜癌患者要是吃药治疗不好怎么办?

对于药物治疗后有确切证据证实疾病进展、药物治疗6个月疾病无反应、反复复发、不再要求或不耐受保留生育功能治疗者需行根治性手术，必要时术后辅助放疗、化疗。

Q: 保留生育功能治疗能彻底治愈子宫内膜癌吗?

不能。保留生育功能治疗即使达到完全缓解，仍存在肿瘤复发的风险。

子宫内膜癌患者生完孩子还能保留子宫吗?

完成生育后，产后的子宫仍然面临肿瘤复发的风险，建议产后切除子宫，特别是伴有复发高危因素者，如肿瘤组织分化中等（G2）、病灶有侵肌、体质质数（BMI）> 30 kg/m^2 等，应切除子宫。

对于没有复发高危因素的患者，如希望能够继续保留生育功能，应充分告知复发及疾病进展风险，严密随访下谨慎地保留子宫，推荐维持治疗，可选用适当方式维持规律月经，保护分娩后的子宫内膜。

得了子宫内膜癌，怀孕会影响胎儿吗?

子宫内膜癌保留生育功能治疗后，妊娠相关并发症发生风险提高，包括孕前合并代谢综合征、多囊卵巢综合征患者发生妊娠期糖尿病、妊娠期高血压疾病的风险增加。同时由于多次宫腔镜手术操作，发生前置胎盘、胎盘植入的风险会增加。以上并发症可能对胎儿造成不良影响。因此应加强围生期管理。

得了子宫内膜癌，生出的孩子会有问题吗?

目前关于子宫内膜癌患者保留生育功能治疗后妊娠人群的研究中，尚未发现对后代有不良影响。

得了子宫内膜癌，不想切除子宫怎么办?

对于符合保留生育功能治疗指征的患者可采用保守治疗方式；但在完成生育后仍建议切除子宫，特别是伴有复发高危因素的患者，应切除子宫。对于没有复发高危因素的患者，如希望能够继续保留生育功能，应充分告知复发及疾病进展风险，严密随访下谨慎地保留子宫。推荐维持治疗，可选用适当方式维持规律月经，保护分娩后的子宫内膜。

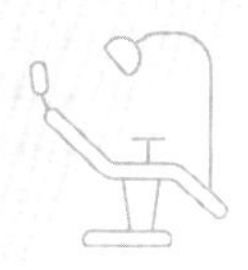

第十八章

恶性肿瘤保留生育力

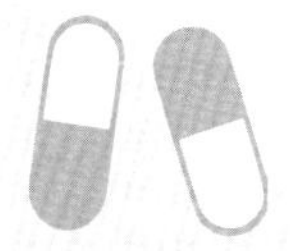

Q: 哪些恶性肿瘤可以做保育治疗？

很多恶性肿瘤都可以做保育，尤其是预后相对比较好的恶性肿瘤，如子宫内膜癌、宫颈癌、乳腺癌、某些类型的血液病等。如果肿瘤医生预测治疗后有长期存活的机会，涉及生育的可能性，就会建议患者做保育的治疗。

Q: 做保育治疗会不会导致肿瘤复发？

保育本身不一定会导致肿瘤复发，保育是否会导致肿瘤复发是由肿瘤类型决定的。冷冻卵巢基本不会导致肿瘤复发。促排卵的过程可能导致雌、孕激素增高，对于激素依赖性肿瘤可能有一些影响。但是现在保育治疗的超排卵方案会考虑激素水平的影响，尽量控制雌、孕激素处在一个比较低的水平。

Q: 保育治疗用上的可能多大？

因为保育是一个比较新的治疗，以前的技术和观念都不太能意识到这一点，所以既往做保育的人比较少。这就导致现有的数据里保育后用上的比例不是特别高。但是随着保育观念和技术的进展及更新，以后用上的可能性就会越来越高了。

Q: 什么人不需要保育治疗？

有两种人一般是不需要保育治疗的：第一种是预后比较好，不需要化疗也不需要放疗的，肿瘤治疗不会影响卵巢功能，就不需要保育；第二种是预后不好的，预期五年生存率也不太高，以后生育的机会也不太高，这样的人也不建议做保育。

Q: 冷冻卵巢是怎么回事？适合什么样的人？

冷冻卵巢适合保育治疗时间比较短、没有机会去做超排卵治疗的患者，这是第一类适合的人群；冷冻卵巢也适合儿童，儿童无法进行超排卵加穿刺取卵保冷冻卵母细胞的治疗，所以只能选择冷冻卵巢。

Q: 冷冻胚胎是怎么回事？适合什么样的人？

冷冻胚胎就是取出女方的卵子和男方的精子放在一起，形成胚胎以后，把胚胎冷冻起来。冷冻胚胎是最常见的保育手段，特别适合有配偶的成年人解冻的胚胎存活率非常高，可以保存很长时间，所以是最成熟的保育技术。

Q: 冷冻卵子是怎么回事？适合什么样的人？

冷冻卵子是指冷冻卵母细胞。适合没有配偶的女性，以及婚姻关系可能不稳定的女性。而使用冷冻胚胎需要夫妻双方同意。

Q: 冷冻精子是怎么回事？适合什么样的人？

冷冻精子适合需要保育的男性。冷冻精子的技术非常成熟，几乎适合所有的需要保育的男性。

Q: 冷冻卵巢的并发症有哪些？发生的概率是多少？

冷冻卵巢的并发症主要就是手术本身相关的并发症，主要有出血、感染、疼痛，以及手术本身麻醉中的麻醉意外等。这些并发症发生的概率不是很高，类似于普通的手术。

Q: 冷冻胚胎的并发症有哪些？发生的概率是多少？

冷冻胚胎的并发症主要就是体外受精－胚胎移植（就是我们常说的试管婴儿）的并发症。促排卵期间有可能会出现卵巢过度刺激，发生的概率大概在5%～10%，可以通过更改方案、减少摄入促排卵药物的剂量等来预防。在取卵的时候因为是穿刺取卵，故有可能会出现出血、感染、疼痛，也有麻醉意外的可能性。

冷冻胚胎的并发症中，出血发生的概率是最高的，为2%～5%。肿瘤患者的凝血功能可能会有异常，如果出现了凝血功能减退，出血的可能性会相对升高。尤其是血液病患者如果出现了血小板的减少，有可能会使出血风险增加，但是医生会在手术前补充相应的血小板来降低这种出血的可能性。

Q: 冷冻卵子的并发症有哪些？发生的概率是多少？

该治疗可能发生的并发症和冷冻胚胎的并发症其实是一样的，即其并发症主要就是体外受精－胚胎移植的并发症。促排卵期间有可能会出现卵巢过度刺激，发生的概率大概在5%～10%。取卵时可能会出现出血、感染、疼痛及麻醉意外，其中出血发生的概率是最高的，为2%～5%，肿瘤患者出血的可能性会相对更高。

Q: 冷冻卵巢以后怀孕的机会有多大？

冷冻卵巢以后怀孕的机会主要是看卵巢移位的位置。如果移位到原位，妊娠的概率和自然健康人群的妊娠概率是类似的；如果移位到异位，怀孕的概率和做试管婴儿的概率是类似的。

Q: 冷冻胚胎以后用上的概率有多大?

冷冻胚胎以后用上的概率取决于疾病本身。如果疾病治疗进展给予了妊娠的机会，冷冻胚胎就很有可能用得上；如果疾病治疗进展并没有给予这种机会，那可能就用不上了。

Q: 冷冻胚胎以后怀孕的机会有多大?

冷冻胚胎以后怀孕的机会和一般人做试管婴儿的机会是类似的，因为它其实就是做试管婴儿的过程的一个复制。

Q: 冷冻卵子以后怀孕的机会有多大?

冷冻卵子以后怀孕的机会比冷冻胚胎要小。因为解冻的卵子还需要经过受精、培养成胚胎，这个过程会造成一些损耗。怀孕的概率取决于到底冷冻了多少个卵子，冷冻的卵子多，怀孕的机会还是比较大的。